MON CAHIER MINCEUR ZÉRO SUCRE

MARIE-LAURE ANDRÉ

ILLUSTRATIONS
AXURIDE (INTÉRIEUR)
ISABELLE MAROGER (COUVERTURE)

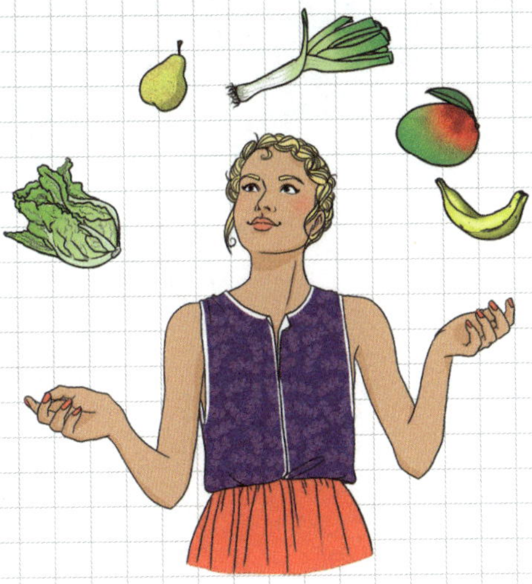

SOLAR EDITIONS

SOMMAIRE

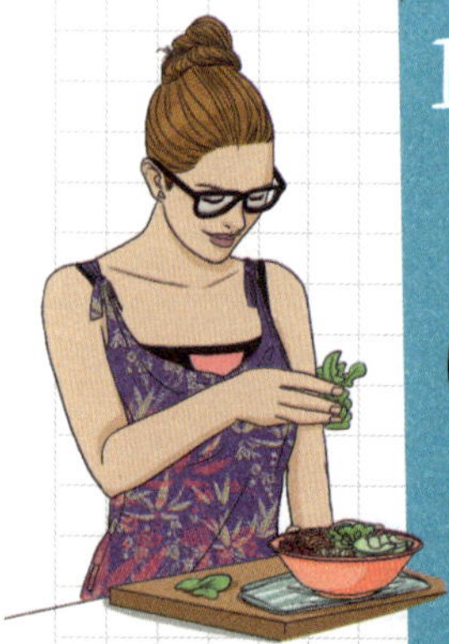

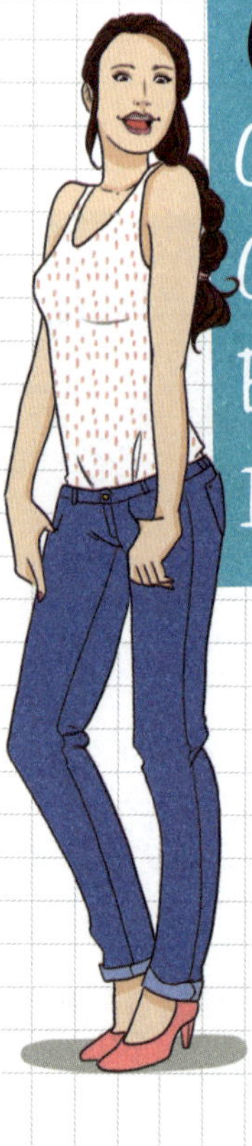

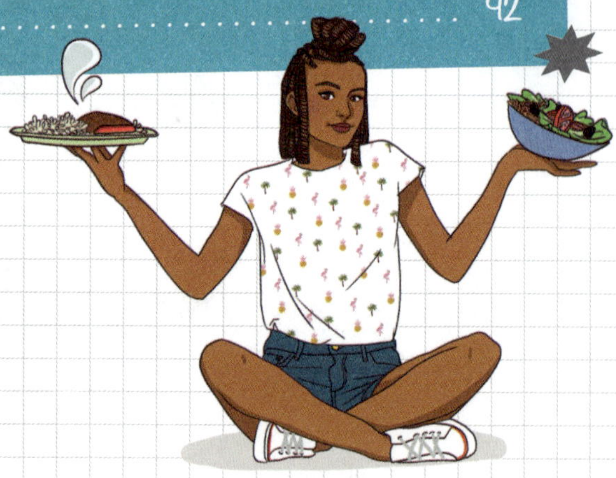

Introduction

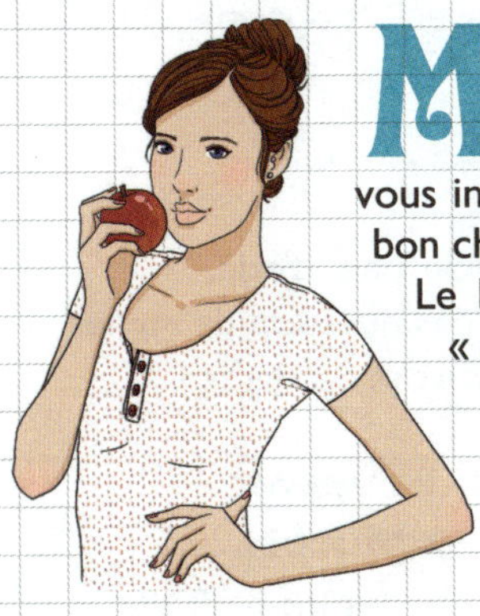

Mincir facilement avec le low carb, ça vous dit ?
Si vous avez ce cahier entre les mains, c'est que vous avez quelques kilos en trop que vous aimeriez dégommer avant l'été ou que vous vous intéressez à la nutrition saine… Dans les deux cas, vous avez fait le bon choix !

Le low carb… de quoi s'agit-il exactement ? « *Low* » pour « faible », « *carb* » pour « hydrates de carbone » ou « glucides »… Autrement dit : « faible en sucres ». Après avoir fait la chasse aux graisses pendant des décennies sans pour autant enrayer l'épidémie d'obésité qui sévit dans les pays occidentaux, certains spécialistes de la minceur ont eu l'idée de s'intéresser de près aux sucres qui envahissaient nos placards et frigos… Ainsi est né le low carb et les résultats dépassent toutes les espérances !

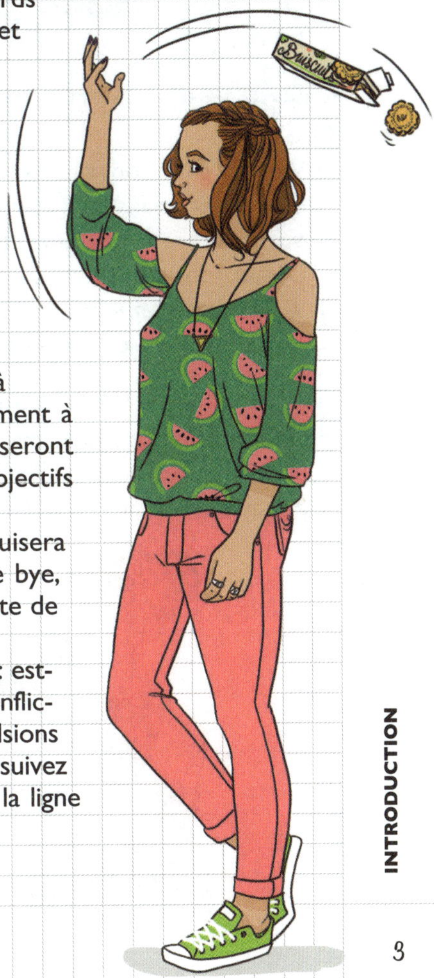

Je vous rassure tout de suite : il n'est pas question de vous proposer un énième régime draconien qui vous laisse vidée d'énergie, ni même de supprimer tous les sucres, comme c'est le cas avec certaines versions de l'alimentation low carb, mais plutôt de n'en garder que les « bons » et de limiter leur impact sur la glycémie (le taux de sucre dans le sang) pour en tirer des bénéfices minceur et santé exceptionnels : déstockage des graisses de réserve, suppression des fringales et des envies de grignoter, regain d'énergie, meilleures performances sportives… Vous pouvez continuer à manger des céréales ou des fruits, mais vous veillerez simplement à bien les choisir et à les consommer selon vos besoins, lesquels seront définis en fonction de votre âge, de votre activité et de vos objectifs minceur.
Découvrez un nouvel équilibre alimentaire où votre corps puisera son énergie essentiellement dans les graisses de réserve : bye bye, les vilains capitons et bourrelets disgracieux, à vous la silhouette de vos rêves !
Déterminez votre relation à la nourriture grâce au test qui suit : est-elle fusionnelle (high carb addict), passionnelle (food lover) ou conflictuelle (régimeuse convertie) ? Débarrassez-vous de vos compulsions et de vos petits défauts qui vous empêchent de perdre du poids, suivez les menus spécialement étudiés pour votre profil et retrouvez la ligne qui vous va bien. C'est simple et ça commence maintenant…
C'est parti !

Test : Quel est votre profil low carb ?

Un programme minceur fonctionne mieux quand il colle à votre personnalité et à vos habitudes alimentaires. Déterminez la relation que vous entretenez avec la nourriture en répondant aux questions suivantes…

Le matin, au petit déjeuner, vous mangez plutôt…

- ◆ De la brioche ou des tartines de confiture : il vous faut votre dose de sucre !
- ▲ Du pain de campagne avec du beurre ou du fromage, un jus de fruits, des pancakes… Vous avez bon appétit et le petit déjeuner, c'est sacré !
- ● Des céréales sans sucre : c'est bon pour la ligne !

Quand vous essayez de perdre du poids…

- ◆ Vous lorgnez constamment sur les biscuits qui traînent dans le placard.
- ▲ Votre ventre crie famine et vous salivez devant tout ce que vous vous interdisez.
- ● Vous verrouillez votre cerveau et misez à fond sur les produits allégés et sans sucre.

Au fast-food, vous choisissez…

- ◆ Un sandwich classique, mais vous craquez pour un milk-shake ou pour la crème glacée noyée sous la sauce au caramel.
- ▲ Le menu XXL : vous avez une faim de loup !
- ● Un sandwich simple, une salade et un soda light : pas question de ruiner vos efforts des jours précédents !

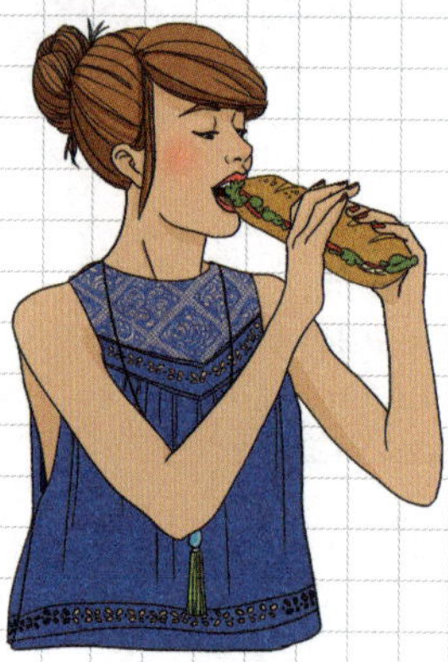

Dans votre frigo et votre congélateur, il y a plutôt…

- ◆ Des desserts sucrés, des jus de fruits et des glaces en tout genre.
- ▲ Des petits pots de crème, du fromage, de la charcuterie… ça déborde !
- ● Des yaourts à 0 %, du soda light et du beurre allégé…

Vous avez l'habitude de vous peser…

- ◆ Une fois par semaine, et après un gros écart.
- ▲ Rarement, vous avez peur de ce que vous pourriez y lire…
- ● Tous les matins, votre balance est votre meilleure amie (ou ennemie selon ce qu'elle affiche !).

Quel aliment vous manquerait le plus si vous deviez le supprimer ?

- ◆ La petite douceur après le dîner (chocolat, glace, biscuit…) : c'est votre rituel du soir.
- ▲ Sans hésiter : le pain et le fromage !
- ● Le soda light : ça vous donne l'impression de ne pas être au régime !

Vous allez au cinéma à l'heure du dîner…

◆ Vous craquez pour le pop-corn sucré ou les confiseries que vous dévorez pendant le film.

▲ Vous rentrez chez vous affamée et engloutissez tout ce qu'il y a dans le réfrigérateur.

● Vous prenez une collation avant de partir : une barre de céréales allégée ou un fromage blanc à 0 % de matière grasse.

Faites vos comptes !

◆	▲	●

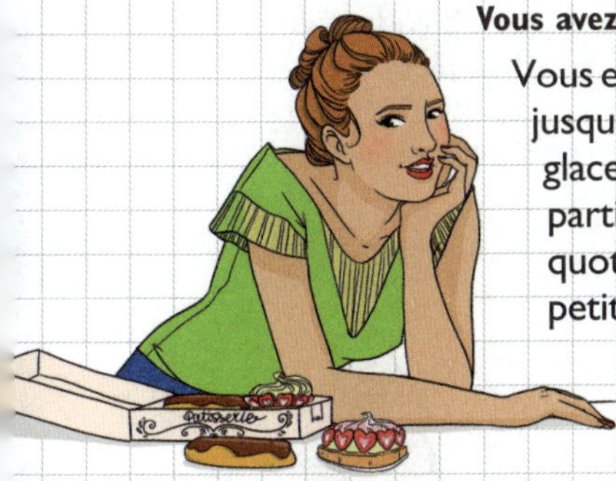

Vous avez une majorité de ◆ : *Vous êtes une high carb addict !*

Vous entretenez une relation fusionnelle avec la nourriture : « bec sucré » jusqu'au bout des ongles, vous raffolez des produits high carb (biscuits, glaces, confiseries chocolatées, frites…). Les sucres en tout genre font partie de votre vie depuis toujours et vous avez besoin de votre dose quotidienne… Seriez-vous tombée dans la marmite pendant votre petite enfance ? Vous avez besoin de vous « désintoxiquer » et d'habituer votre corps à utiliser les graisses comme carburant au lieu de les stocker ! Rendez-vous au chapitre 2 pour des menus spécialement concoctés pour vous !

Vous avez une majorité de ▲ : *Vous êtes une food lover !*

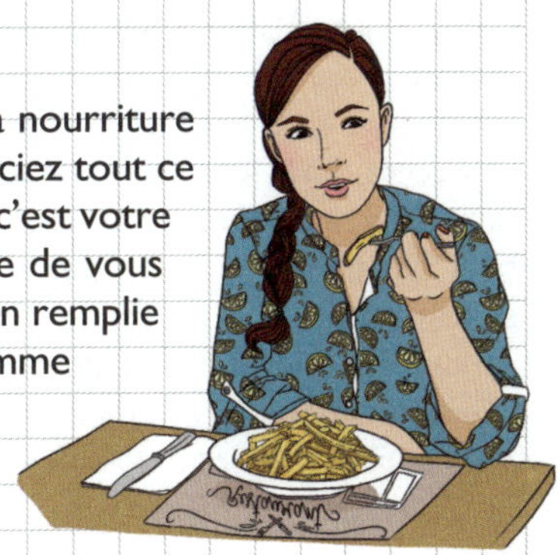

Vous le reconnaissez : vous aimez manger et votre relation à la nourriture est… passionnelle ! Le sucré, le salé… Peu importe, vous appréciez tout ce qui est bon et vous avez tendance à en abuser. Trop, c'est trop : c'est votre silhouette qui vous parle ! Pourtant, vous pensez être incapable de vous priver des bonnes choses, il faut aussi que votre assiette soit bien remplie et le mot « régime » vous déprime ! Pas d'inquiétude : le programme proposé au chapitre 3 vous permettra justement de vous sentir rassasiée (pas de fringale intempestive !), de combler vos envies et de retrouver la ligne.

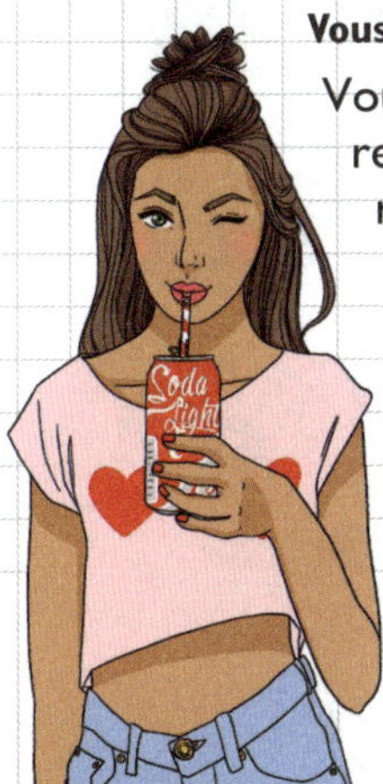

Vous avez une majorité de ● : *Vous êtes une régimeuse convertie !*

Vous êtes dans le contrôle permanent de votre poids et vous entretenez une relation plutôt conflictuelle avec la nourriture. Vous avez certainement expérimenté plusieurs régimes, constaté l'effet yoyo qu'ils engendrent et vous avez mis en place une stratégie restrictive : vous contrôlez les portions que vous consommez, vous traquez le gras… À force de privations, votre corps s'est adapté et le moindre écart vous est fatal ! Retrouvez le plaisir de manger et faites comprendre à votre corps qu'il n'est pas en restriction avec le programme qui vous est proposé au chapitre 4, pour qu'il accepte de lâcher les kilos en trop !

Chapitre 1

Ma bible low carb

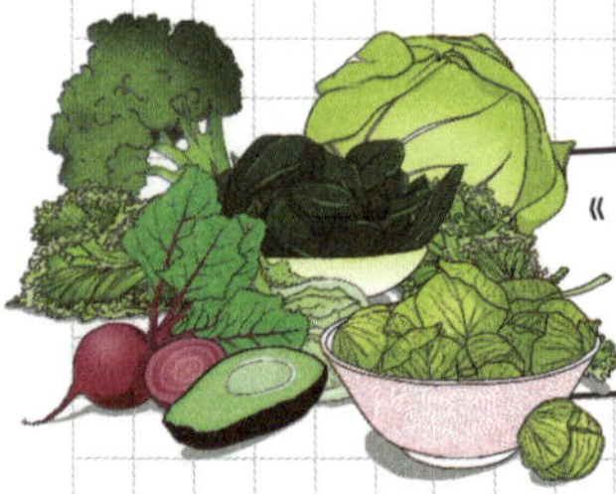

« *Low carb* » est l'abréviation de « *low carbohydrates* » en anglais, c'est-à-dire « pauvre en hydrates de carbone » ou « pauvre en glucides ».

Avant de passer à l'action, voici toutes les infos indispensables pour maîtriser le low carb, changer vos habitudes alimentaires et affiner votre silhouette !

Un low carb pas comme les autres...

Sélectionner les « bons sucres » plutôt que les supprimer

De nombreux régimes entrent dans la catégorie du low carb : cétogène, paléo, Atkins, Dukan, protéiné… mais la plupart suppriment la grande majorité des sources de glucides et devraient plutôt porter l'étiquette « no carb » !

Le programme low carb proposé dans ce cahier n'est pas un régime sans glucides (sans sucres). Supprimer tous les glucides (ou presque) sans contrôle médical peut s'avérer dangereux à court, moyen et long terme : risques de malaises, de problèmes rénaux et/ou cardio-vasculaires, augmentation du cholestérol sanguin…

C'est pourquoi les glucides sont ici certes limités en quantité, mais surtout sélectionnés selon leur impact sur la glycémie.

Par ailleurs, certains glucides ne sont absolument pas néfastes pour la santé, dans la mesure où leur consommation reste raisonnable. Le glucose étant le carburant du cerveau et des muscles, pourquoi faudrait-il supprimer complètement tous les glucides ? Maîtriser sa consommation et sélectionner les « bons glucides » est nettement plus intéressant pour la santé et n'empêche nullement la perte de poids. C'est ce qui vous est proposé dans ce programme.

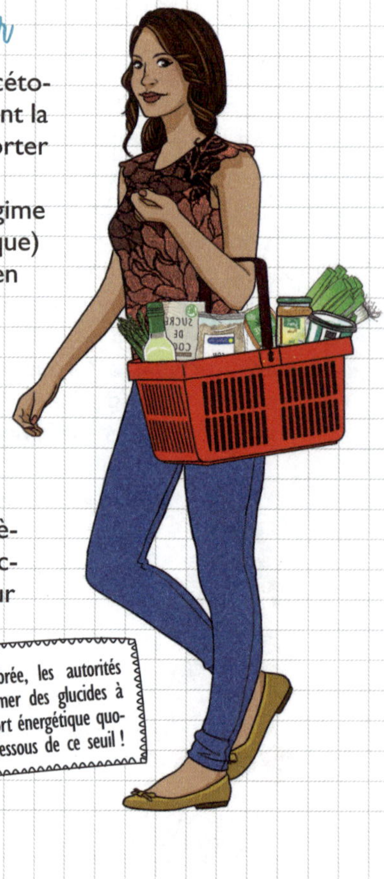

Pour que l'alimentation soit équilibrée, les autorités sanitaires recommandent de consommer des glucides à hauteur de 40 % minimum de l'apport énergétique quotidien. Le « no carb » est bien en dessous de ce seuil !

Pourquoi supprimer tous les glucides n'est-il pas conseillé ?

Supprimer tous les sucres (céréales, féculents, fruits…) revient à consommer en grande quantité des protéines et des graisses (il faut bien manger quelque chose !), ce qui n'est pas forcément intéressant pour la santé sur le long terme, voire dangereux ! Comme vous pouvez l'imaginer, ce type d'alimentation est extrêmement difficile à tenir sur la durée et peut générer des troubles alimentaires graves (compulsions, accès de boulimie…), métaboliques (augmentation du cholestérol sanguin, problèmes cardiaques…) et des carences nutritionnelles (carences en vitamines, minéraux et fibres à cause d'une consommation insuffisante de fruits et légumes).

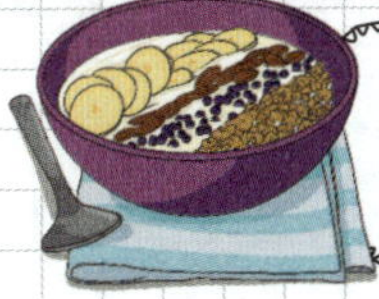

Réduire fortement les glucides limite la formation de sérotonine, l'hormone du bien-être, dans l'organisme. Vous ne voudriez pas vous retrouver déprimée et de mauvaise humeur pendant votre programme minceur ?

Manger low carb : quels bénéfices ?

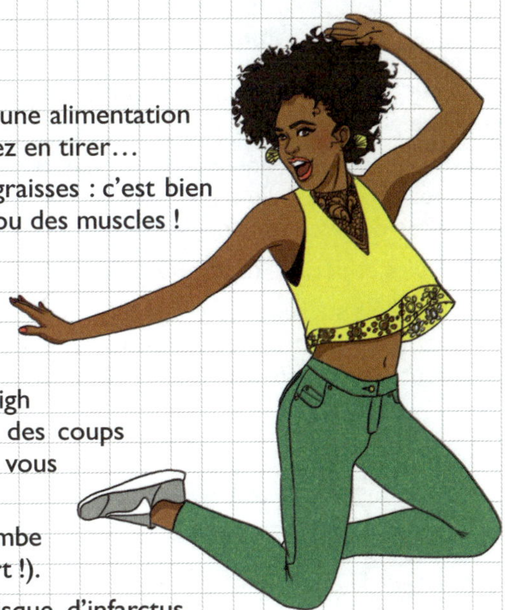

Ce programme low carb consiste avant tout en une alimentation saine. Voyez un peu les bénéfices que vous pouvez en tirer…

- Perte de poids au détriment des réserves de graisses : c'est bien des graisses que vous perdez, pas que de l'eau ou des muscles !
- Réduction des fringales entre les repas grâce à la maîtrise de la glycémie. Terminées, les compulsions qui vous poussent à ouvrir la porte du frigo en fin d'après-midi !
- Regain d'énergie au quotidien : les aliments « high carb » apportent de l'énergie éphémère avec des coups de pompe à répétition, alors que le low carb vous donne du peps toute la journée !
- Amélioration des performances sportives (ça tombe bien, vous avez décidé de vous remettre au sport !).
- Protection cardio-vasculaire : réduction du risque d'infarctus, amélioration des taux de cholestérol et des triglycérides sanguins… et réduction du risque de diabète (de type 2).
- Régulation du transit intestinal : l'alimentation low carb fait la part belle aux légumes et aux céréales riches en fibres et en prébiotiques, la nourriture préférée de la flore intestinale. Votre intestin va retrouver le sourire !
- Santé et vitalité de la peau : moins de problèmes d'acné ou d'eczéma… Vous allez faire peau neuve !
- Réduction du stress : limiter les variations de la glycémie (et surtout les baisses de glycémie) permet aussi de réduire les sautes d'humeur… Énervée, moi ? Jamais !
- Récupération d'un sommeil de qualité : les aliments à bas index glycémique stimulent la production de sérotonine et de mélatonine, les hormones du sommeil.

Le rôle des glucides dans l'alimentation

Les glucides sont aussi appelés « hydrates de carbone » : au niveau structural, ils se composent de molécules de carbone, d'hydrogène et d'oxygène.

Que sont les glucides ?

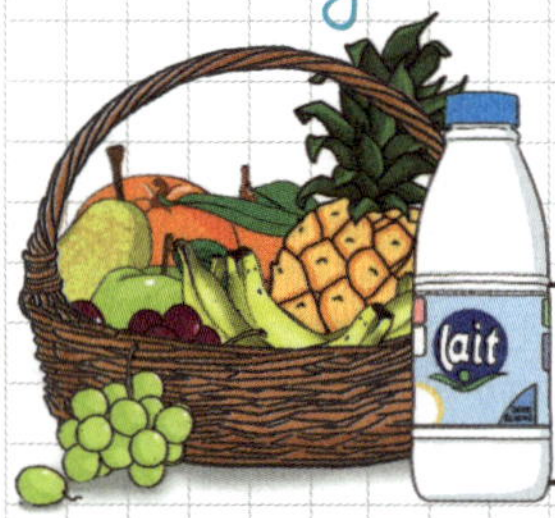

Les glucides sont des « nutriments » (éléments nutritifs) au même titre que les protéines et les lipides (graisses), apportés par les aliments que nous consommons. On les appelle familièrement « sucres » et ils sont présents dans de nombreux aliments.

Glucose, lactose, saccharose, fructose, amidon, maltose, galactose… La famille des glucides est grande !

Les sources de glucides

On peut schématiquement classer les sources de glucides en 3 catégories :

- les céréales, légumineuses et féculents : riz, pâtes, blé, quinoa, pommes de terre, pain… Ce sont les principales sources de glucides dans notre alimentation occidentale,
- les fruits et dérivés (compotes, jus de fruits),
- les produits sucrés : sucre de table, miel, confiture, confiseries (celles sur lesquelles vous lorgnez !) et tous les aliments en contenant (biscuits, viennoiseries, glaces…).

D'autres aliments apportent des glucides : le lait, les laitages, même sans sucre ajouté, les légumes…, mais en petite quantité !

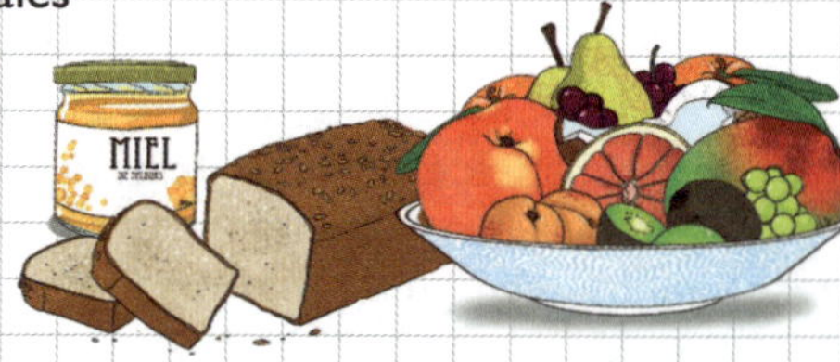

À quoi servent les glucides dans l'organisme ?

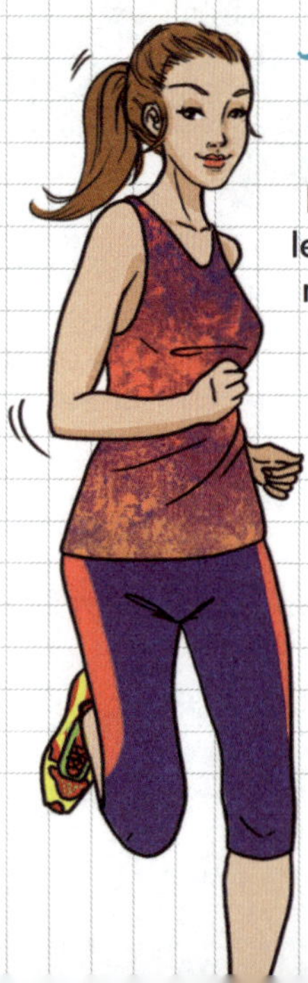

Une fois avalés, tous les glucides sont dégradés en petites molécules de glucose par les enzymes digestives avant d'être absorbés au niveau de l'intestin grêle. Ce glucose passe ensuite dans le sang et vient alimenter le cerveau et les muscles. Comme toute l'énergie libérée par les glucides n'est pas utilisée immédiatement, le surplus est transformé en glycogène et stocké dans le foie et les muscles. Les glucides ont donc un rôle purement énergétique !

Quand le foie et les muscles sont déjà saturés en glycogène, les glucides sont transformés en graisses et stockés dans les vilains capitons et bourrelets dont vous aimeriez vous débarrasser efficacement !

L'index glycémique : le baromètre de qualité des glucides

L'impact des glucides sur le taux de sucre sanguin

Les glucides (amidon, saccharose…) ont donc un rôle purement énergétique dans l'organisme : une fois avalés, ils sont dégradés en molécules de glucose par les enzymes digestives avant d'être absorbés au niveau de l'intestin grêle. Ce glucose passe ensuite dans le sang, ce qui fait monter la glycémie (le taux de sucre dans le sang).
Voyons ce qu'il se passe ensuite pour les glucides…

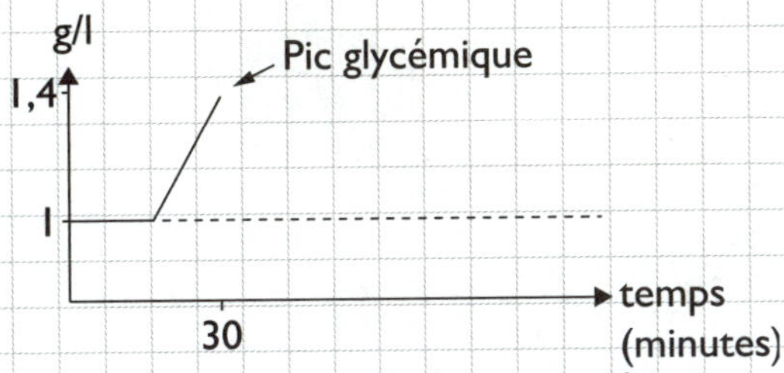

Atteinte du pic glycémique après consommation d'un glucide

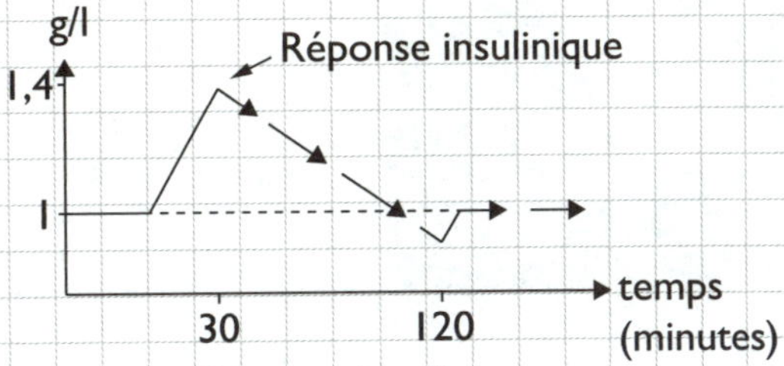

Réponse insulinique

L'assimilation des glucides fait intervenir une hormone : l'insuline (sécrétée par le pancréas), dont le rôle est de faire revenir la glycémie à un taux d'environ 1 g/litre. Sans sécrétion d'insuline, le glucose ne peut pas être assimilé par les cellules de l'organisme.
Tous les aliments contenant des glucides n'agissent pas de la même façon au niveau sanguin : certains font élever la glycémie de façon importante (et sécréter davantage d'insuline), d'autres beaucoup moins ! L'index glycémique (IG) est une valeur qui permet de classer les glucides selon leur capacité à élever la glycémie, et donc leur capacité à stimuler la sécrétion d'insuline.

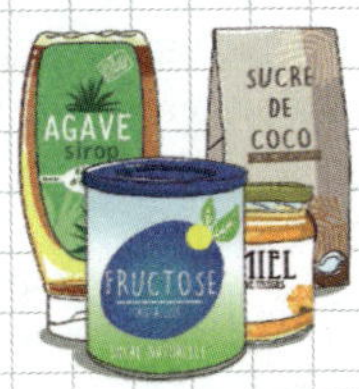

Le saviez-vous ?
1 g de glucides libère 4 kcal.

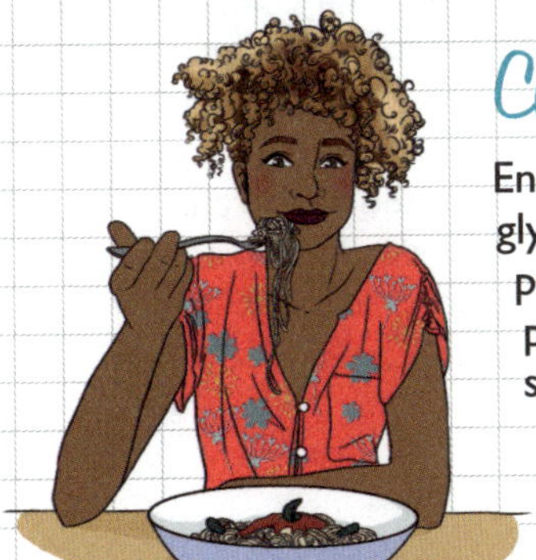

Comment l'IG est-il calculé ?

En France, un aliment de référence est retenu : le glucose. Son index glycémique est arbitrairement fixé à 100. Des mesures sont effectuées pour tous les autres aliments, qui se voient attribuer un index comparativement au glucose. Tous les glucides sont ensuite positionnés sur une échelle allant de 0 à 100, en fonction de la hausse de la glycémie après leur consommation.

Par exemple, les pâtes bien cuites ont un IG assez élevé (> 55) par rapport aux lentilles (30), car elles font davantage monter la glycémie après leur ingestion. La sécrétion d'insuline qui s'ensuit est donc plus importante avec des pâtes bien cuites qu'avec des lentilles.

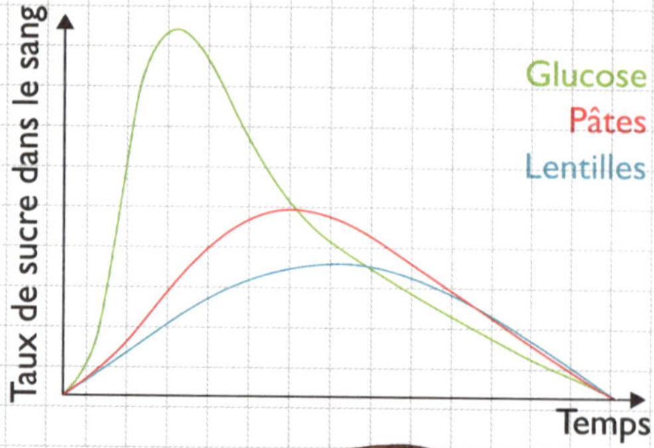

Voici la classification des IG :

IG très bas	< 35
IG bas	35 < IG < 50
IG moyen	50 < IG < 70
IG élevé	> 70

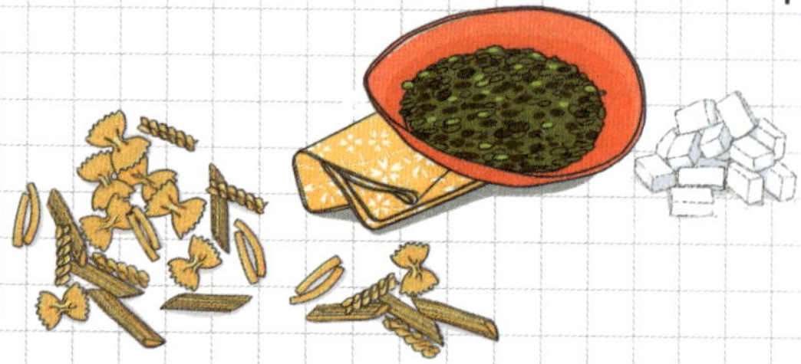

L'IG nous renseigne sur la qualité d'un aliment glucidique (pas sur sa teneur en glucides) : plus son IG est élevé, plus il stimule la sécrétion d'insuline.
Si vous prenez en compte la quantité consommée de cet aliment (et donc la quantité de glucides), vous obtenez la « charge glycémique » : une notion encore plus complète au cœur de votre programme low carb (voir p. 12 et 13) !

Que deviennent les glucides ?

S'il n'est pas utilisé immédiatement, le glucose est mis en réserve dans le foie sous forme de glycogène, ou transformé en graisse de stockage dans le tissu adipeux. Et c'est là que le processus devient intéressant : lorsqu'on consomme trop souvent et en grande quantité des aliments à index glycémique élevé, le pancréas finit par sécréter beaucoup d'insuline. Or, cette hormone est également impliquée dans le stockage des graisses. Sous l'action de l'insuline, la lipolyse, processus qui permet de brûler les graisses, est bloquée ! Les graisses provenant de l'alimentation sont alors stockées sous forme de « triglycérides » dans les réserves graisseuses au lieu d'être utilisées comme carburant. C'est ce mécanisme qui aboutit à la prise de poids sur le long terme… L'objectif de ce programme low carb consiste donc à limiter la production d'insuline pour inverser la tendance et se débarrasser des kilos en trop !

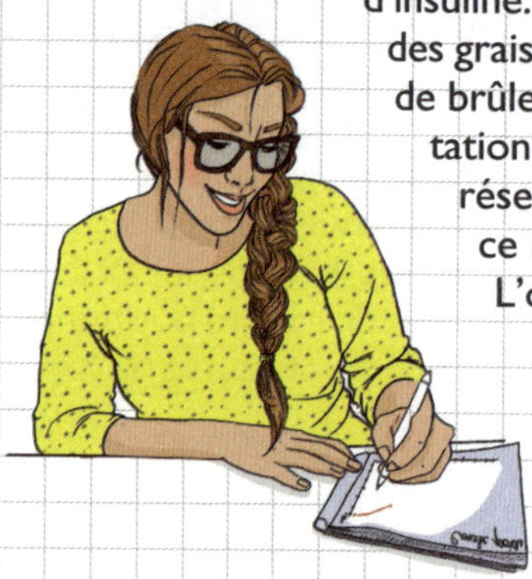

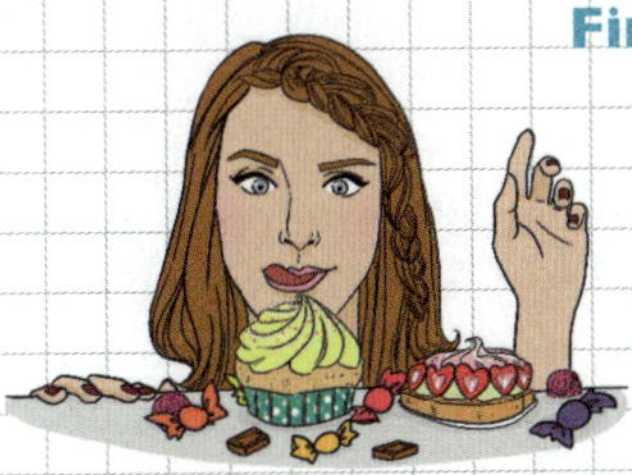

Fini, les petits creux et envies de sucre !

Le pic de production d'insuline créé par les aliments à index glycémique élevé est suivi d'une baisse brutale de la glycémie (hypoglycémie réactionnelle), ce qui entraîne généralement des compulsions sucrées ou d'affreuses fringales dont on peut difficilement se défaire sans avoir englouti la moitié d'un paquet de biscuits ou la plaquette de chocolat qui traînait dans le placard…

Oubliez les « sucres lents » !

Vous avez certainement déjà entendu parler de « sucres lents » et de « sucres rapides ». Eh bien, sachez que cette classification est complètement erronée !
Pendant longtemps, les glucides étaient classés en 2 catégories bien distinctes :

- **d'un côté, les sucres lents (pâtes, riz, pain…),** composés de grosses molécules (amidon). On pensait que leur assimilation par l'organisme était lente et progressive ;
- **de l'autre, les sucres rapides (sucre de table, fructose…).** Le délai d'assimilation de ces sucres était jugé plus rapide du fait de la simplicité de leurs molécules.

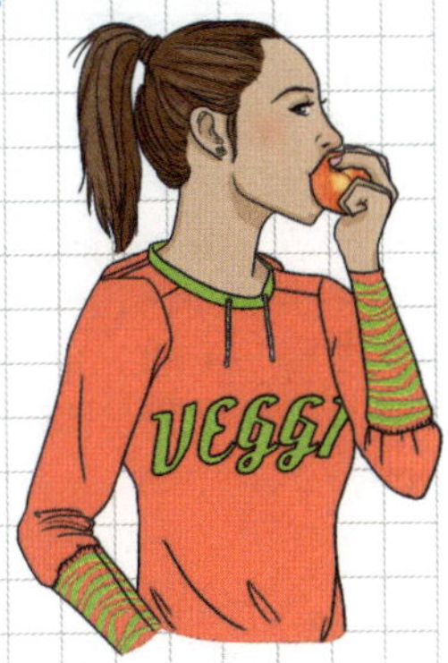

Par exemple, le pain était considéré comme un sucre lent. Or, il s'avère que sa consommation fait élever fortement la glycémie. Inversement, le fructose (sucre présent dans les fruits), classé auparavant dans les sucres rapides, n'a qu'une faible action sur la glycémie. L'index glycémique est donc une mesure beaucoup plus actuelle et représentative de ce qu'il se passe réellement au niveau sanguin.

Le cas particulier des produits laitiers

Comme vous pouvez le constater dans les tableaux qui suivent (voir p. 14 à 20), le lait et les produits laitiers nature (sans sucre ajouté) ont un IG bas. Pourtant, ils stimulent la sécrétion d'insuline : on dit qu'ils ont un « index insulinique élevé » (surtout les laitages au lait de vache). Les fromages affinés ne sont pas concernés, car le fautif est le « petit-lait », ce liquide de couverture présent uniquement dans les yaourts ou les faisselles. Les produits laitiers ne sont donc pas (tous) nos amis pour la vie !

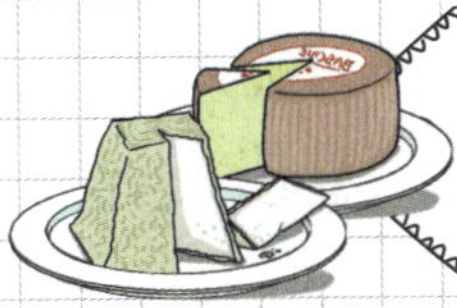

Il n'est pas question de supprimer les produits laitiers, mais d'en modérer la consommation (2 laitages maximum par jour) ! Et ne vous inquiétez surtout pas pour le calcium, on en trouve dans bien d'autres aliments, tout aussi bien absorbé par l'organisme !

La charge glycémique : le secret du low carb

Maintenant que vous êtes incollable (ou presque) sur l'IG, je vous propose d'aller un peu plus loin… L'IG d'un aliment ne renseigne que sur la qualité de ses glucides. C'est déjà très bien mais il y a un bémol : l'impact d'un aliment sur la glycémie dépend à la fois de son IG et de la quantité consommée (teneur en glucides de la portion consommée) ! On parle alors de « charge glycémique », c'est exactement le principe du low carb.
Prenons l'exemple de la pastèque : son IG est élevé (75) mais sa teneur en glucides est faible (6 %). Sa consommation a donc un impact limité sur la glycémie, dans la mesure où vous en mangez une seule tranche, bien évidemment. Ce serait vraiment dommage de s'en priver, surtout en plein été, n'est-ce pas ?
Inversement, si vous consommez en quantité excessive des aliments à IG bas, votre perte de poids risque fort d'être compromise car vous obtenez une charge glycémique élevée !

La charge glycémique (CG) reflète à la fois la teneur en glucides d'une portion d'aliment consommée et son IG. Elle dépend de la quantité d'aliment consommée alors que l'IG ne tient compte que de la qualité des glucides.
CG = (Teneur en glucides consommée × IG) / 100

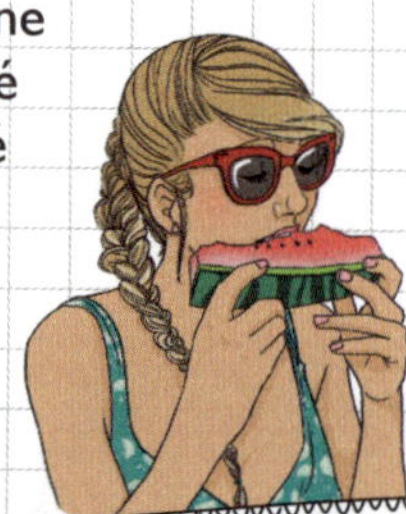

Par exemple, pour une tranche de pastèque (150 g) dont la teneur en glucides est de 6 % (9 g de glucides dans une tranche de 150 g) et l'IG de 75 :
CG = (9 × 75) / 100 = 6,8, soit l'équivalent d'une petite pomme !

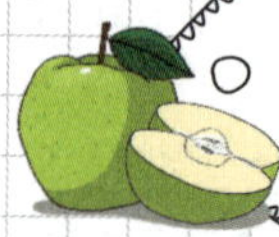

À retenir
La **charge glycémique** est donnée pour une portion précise d'un aliment alors que l'**indice glycémique** est une valeur « générale », indépendante de la quantité consommée.

Je détermine ma CG max journalière

Les tableaux des pages suivantes donnent une indication sur l'IG et la CG des aliments par portion consommée. On pourrait considérer séparément la CG de chaque aliment, mais lors d'un repas, vous cumulez plusieurs plats et aliments. Le plus intéressant est donc d'évaluer une CG maximale journalière, estimée en fonction de vos propres besoins. Rappelez-vous : nous sommes toutes différentes et n'avons pas toutes les mêmes besoins nutritionnels !

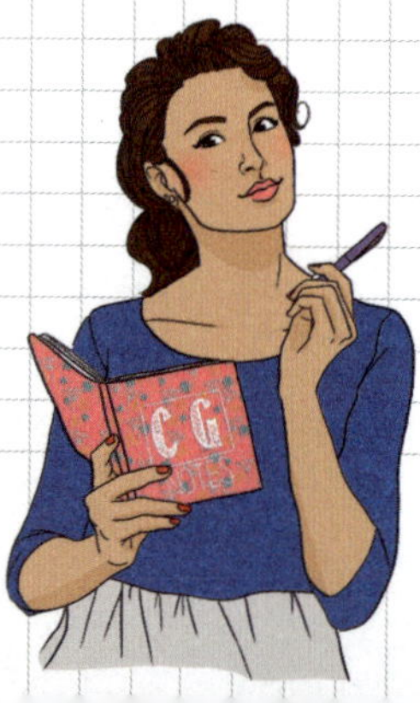

Il n'est pas question de calculer chaque jour la CG de vos repas, mais plutôt de vous habituer aux quantités… Pour vous aider, les menus proposés aux différents profils indiquent la CG globale du repas !

Profil n° 1

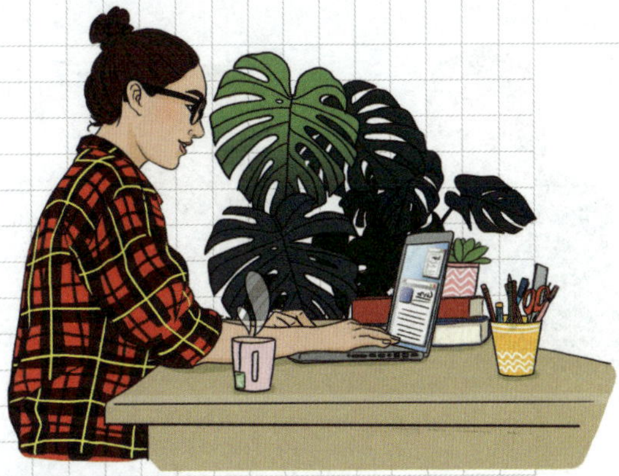

- Vous avez toujours été un peu rondelette ou prenez facilement du poids
- Vous avez déjà suivi un ou plusieurs régimes
- Vous n'avez pas un gros appétit
- Vous êtes peu active (activité sédentaire et peu d'activité physique)

Cette description vous parle ?

Vos besoins sont peu élevés et vous prenez facilement du poids dès que les excès s'accumulent ! Peut-être que vos petites rondeurs sont aussi inscrites dans vos gènes… Pensez à augmenter votre activité physique, qui sera une aide précieuse pour stabiliser votre poids !

Votre CG max journalière : 60

Par exemple :
Petit déjeuner : 15 à 20
Déjeuner : 20
Dîner : 20

Ces CG sont données à titre indicatif et sont les maximales ! Vous pouvez les moduler en fonction de vos résultats minceur : une CG de 50 peut tout à fait convenir si vous piochez systématiquement dans les aliments à IG très bas !

Profil n° 2

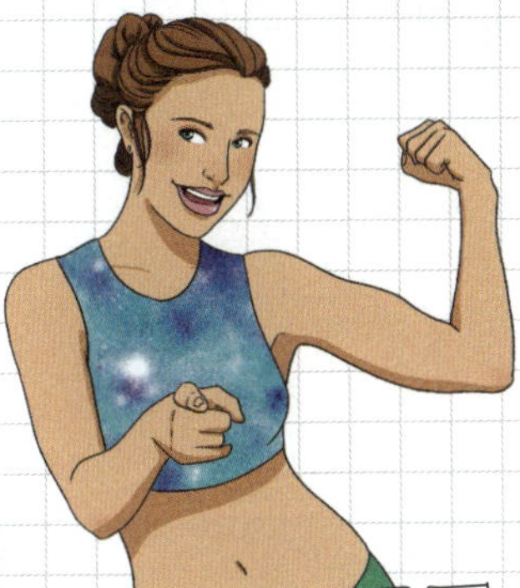

- Vous avez besoin de perdre 3 à 4 kilos maximum
- Vous n'avez jamais vraiment suivi de programme minceur ou avez du mal à vous y tenir
- Vous pratiquez une activité physique régulière (plus de 45 minutes d'entraînement, 3 fois par semaine)
- Vous avez besoin de bien remplir votre assiette

Vous vous reconnaissez dans ce profil ?

Vous êtes une vraie fit-girl qui se bat avec quelques petits kilos en trop, rien de bien méchant ! Vos besoins sont assez élevés et vous devez remplir suffisamment votre assiette pour être rassasiée jusqu'au repas suivant. Le low carb vous aidera à retrouver une jolie silhouette et à vous sentir en pleine forme !

Votre CG max journalière : 80

Par exemple :
Petit déjeuner : 20 à 25
Déjeuner : 30
Dîner : 25 à 30

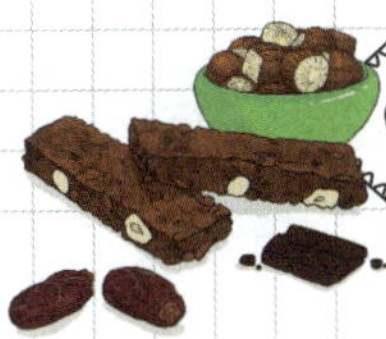

Si vous le souhaitez, vous pouvez intégrer une collation dans l'après-midi, ou augmenter la CG d'un repas en réduisant celle d'un autre repas… Le tout est de respecter votre CG journalière et de piocher dans la liste des aliments à IG < 50 !

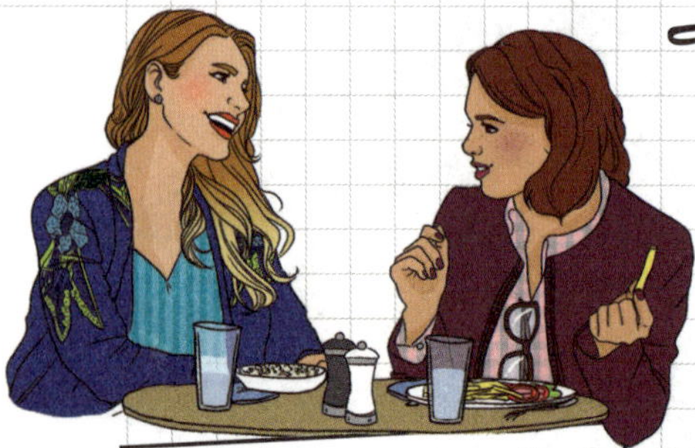

Tableaux des IG et CG

Voici les teneurs en glucides, l'IG et la CG des principaux aliments consommés. Ne cherchez pas les viandes, poissons et œufs dans ces tableaux : ceux-ci ne contiennent pas de glucides, leurs IG/CG sont donc de zéro !
Attention : regardez bien pour quelle portion sont données les quantités de glucides et la CG !

L'IG de certains aliments n'est pas référencé, comme pour le yaourt sucré. Pour calculer sa CG, additionnez celle du yaourt nature + celle de 10 g de sucre : 1,7 + 7 = 8,7.

Produits laitiers et « laits » végétaux

	Portion consommée	Glucides (grammes)	Index glycémique	Charge glycémique
Crème glacée	2 boules	16,6	60	10
Fromages (moyenne)	30 g	0	0	0
Fromage blanc/faisselle	100 g	3,3	30	1
Lait d'amande sans sucre	10 cl	2	30	< 1
Lait d'avoine sans sucre	10 cl	8,6	30	2,6
Lait de coco	10 cl	2	40	< 1
Lait de riz	10 cl	11	85	9,3
Lait de soja sans sucre	10 cl	2	25	< 1
Lait de vache nature	10 cl	5	30	1,5
Petit-suisse nature	2 pièces de 60 g	5	30	1,5
Yaourt au soja nature	1 pièce	1	20	< 1
Yaourt nature	1 pièce	5	35	1,7

N.B. : attention aux laitages au lait de vache qui entraînent une sécrétion d'insuline importante malgré leurs faibles IG et CG !

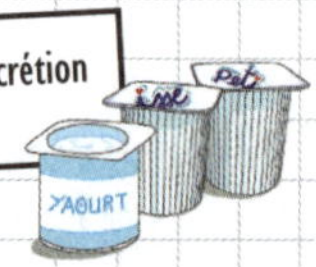

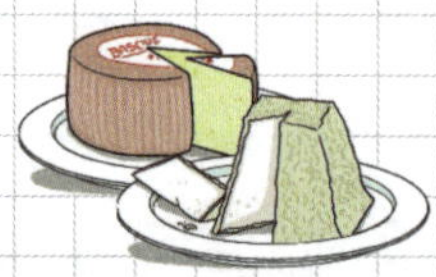

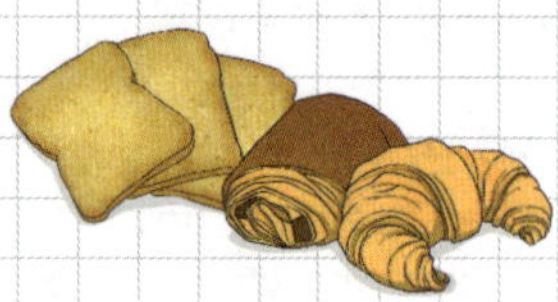

Pain, biscottes, viennoiseries et céréales du petit déjeuner

	Portion consommée	Glucides (grammes)	Index glycémique	Charge glycémique
Biscottes complètes sans sucre ajouté	4 pièces (34 g)	21	50	10,5
Biscottes ordinaires	4 pièces (35 g)	23	70	16
Céréales du petit déjeuner sucrées (moyenne)	30 g	26	70	18,2
Céréales ligne (type Spécial K®)	30 g	22,6	60	13,6
Céréales fibres (type All-Bran®)	30 g	20	50	10
Croissant	1 pièce (50 g)	21	60	12,6
Flocons d'avoine crus	40 g	22,5	40	9
Flocons d'avoine cuits	40 g	22,5	60	13,5

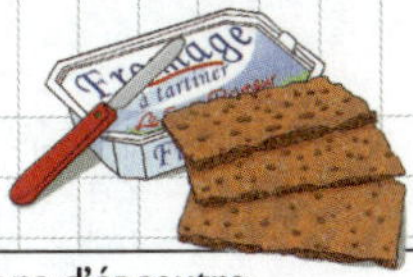

	Portion consommée	Glucides (grammes)	Index glycémique	Charge glycémique
Flocons d'épeautre	40 g	24	45	10,8
Flocons de sarrasin	40 g	26	50	13
Flocons d'orge	40 g	29	30	8,7
Galette de riz	4 pièces (30 g)	23,3	60	14
Müesli sans sucre	40 g	24,6	50	12,3
Müesli sucré	40 g	30	65	19,6
Pain au chocolat	1 pièce (45 g)	21,2	65	13,8
Pain au lait nature	1 pièce (35 g)	18,8	60	11,3
Pain azyme blanc	4 tranches (40 g)	34,2	70	23,9
Pain azyme complet	4 tranches (40 g)	31,3	40	12,5
Pain blanc	50 g	27,5	70	19,2
Pain blanc sans gluten	50 g	25	90	22,5
Pain complet	50 g	25	65	16,2
Pain de seigle complet (type Pumpernickel)	1 grande tranche (70 g)	27,3	45	12,3
Pain Essène	50 g	23,4	35	8,2
Pain intégral classique	50 g	25	45	11,2
Pain intégral Montignac	1 tranche (40 g)	19,2	34	6,5
Pain de mie blanc	40 g	20,6	75	15,5
Pain pour hamburger	1 unité (55 g)	27,5	75	20,6
Tartine craquante au sarrasin	4 pièces	11,4	65	7,4
Wasa® fibres	4 pièces	19,7	35	6,9
Wasa® léger	4 pièces	19,6	50	9,8

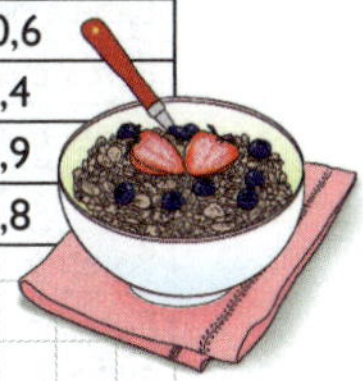

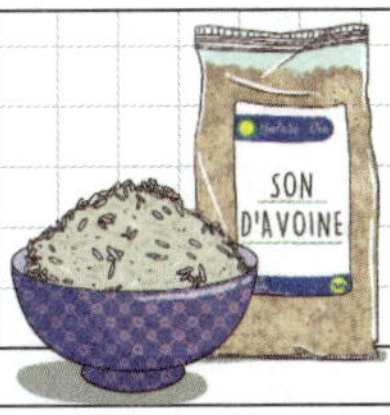

Céréales, farines et féculents

	Portion consommée	Glucides (grammes)	Index glycémique	Charge glycémique
Arrow-root	100 g	80	85	68
Avoine	100 g	66	40	26,4
Blé (type Ebly®)	150 g cuit	35,1	45	15,8
Boulgour complet	150 g cuit	36,4	45	16,4
Chips	100 g	50	60	30
Épeautre en grains	150 g cuit	36	45	16,2
Farine de blé blanche (T55)	100 g	72	85	61,2
Farine de blé complète (T110)	100 g	71,5	60	43
Farine de blé intégrale (T150)	100 g	70	45	31,5
Farine de blé bise ou semi-complète (T80)	100 g	72	65	46,8
Farine de châtaignes	100 g	78,5	65	51
Farine de coco	100 g	21,1	35	7,4
Farine de maïs	100 g	77	70	53,9
Farine d'épeautre blanche	100 g	60	65	39
Farine d'épeautre intégrale (petit et grand)	100 g	60	45	27

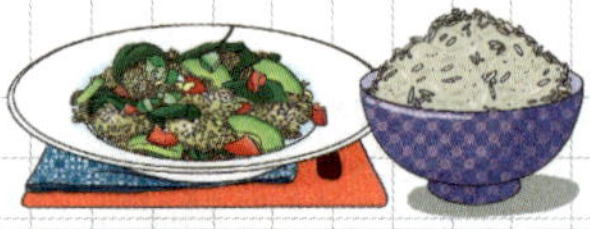

	Portion consommée	Glucides (grammes)	Index glycémique	Charge glycémique
Farine de kamut	100 g	60	40	24
Farine de lupin	100 g	10	15	1,5
Farine de pois chiches	100 g	58	35	20,3
Farine de quinoa	100 g	67,5	40	27
Farine de seigle intégrale	100 g	66	50	33
Farine de riz blanc	100 g	80	95	76
Farine de riz complète	100 g	80	75	60
Farine de sarrasin (blé noir)	100 g	65	50	32,5
Farine de soja	100 g	20	25	5
Fécule de pomme de terre	100 g	81	95	77
Farine d'orge mondé	100 g	63	25	15,8
Frites	100 g	30	95	29,1
Gnocchis de pomme de terre	100 g	34	70	23,8
Maïs doux en conserve	100 g	12,4	55	6,8
Manioc	100 g	38	55	20,9
Nouilles de riz	150 g cuit	38	60	22,8
Orge mondé	150 g cuit	16	25	4
Orge perlé	150 g cuit	16	30	4,8
Patate douce	150 g cuit	34	50	17
Pâtes blanches (moyenne)	150 g cuit	36	55	19,8
Pâtes complètes (moyenne)	150 g cuit	36	50	18
Pizza	100 g	25 à 30	55	13,8 à 16,5
Polenta (au maïs)	150 g cuit	22	70	15,4
Pommes de terre cuites à l'eau, au four, vapeur (moyenne)	150 g	25	80	20
Purée au lait	250 g	28	85	24
Quinoa	150 g cuit	31,5	35	11
Riz basmati blanc	150 g cuit	37	50	18,5
Riz basmati complet	150 g cuit	36	45	16,2
Riz blanc classique	150 g cuit	37	70	26
Riz complet	150 g cuit	35	50	17,5
Sarrasin en grains	150 g cuit	26	50	13
Semoule de couscous blanche	150 g cuit	35	60	21
Semoule de couscous complète	150 g cuit	35	50	17,5
Son d'avoine	10 g	5,6	15	0,8
Son de blé	10 g	1,8	15	0,3
Spaghettis cuits *al dente*	150 g	36	45	16,2
Tacos (tortilla chips)	100 g	62	70	43,4
Tapioca	100 g cuit (30 g cru)	26,7	85	22,7
Vermicelles de blé dur	100 g cuit (30 g cru)	24,5	35	8,6
Vermicelles de soja	100 g cuit (30 g cru)	25	30	7,5

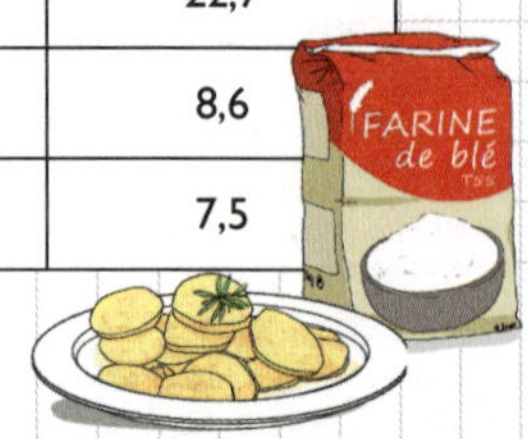

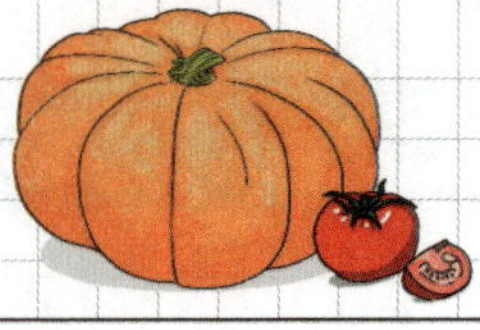

Légumes frais, secs et protéines végétales

	Portion consommée	Glucides (grammes)	Index glycémique	Charge glycémique
Artichaut	100 g	12	20	2,4
Avocat	½ pièce	2	10	< 1
Betteraves crues	100 g	9	30	2,7
Betteraves cuites	100 g	9	65	6
Carottes crues	100 g	6,5	20	1,3
Carottes cuites	100 g	6,5	40	2,6
Céleri-rave cru	100 g	3	35	1
Céleri cuit	200 g	6	85	5
Chayotte	100 g	5	50	2,5
Cœur de palmier	100 g	5	20	1
Courge / potiron	100 g	4	75	3
Fèves crues	100 g	7,5	40	3
Fèves cuites	100 g	7,5	65	4,9
Flageolets	150 g cuit	18,4	25	4,6
Germes de haricot mungo	100 g	3	25	0,8
Haricots secs (rouges, blancs…)	150 g cuit	20	30 à 35	6,5
Haricots verts	200 g	6	30	1,8
Légumes verts : courgette, poireau, chou…	200 g	1 à 10	15 à 20	1 à 2
Lentilles (toutes sortes)	150 g cuit	25	30	7,5
Navet	200 g cuit	10	30	3
Panais	100 g	12	85	10,3
Petits pois en conserve	150 g	14	45	6,6
Petits pois frais	150 g	14	35	5,2
Pois cassés	150 g cuit	21	25	5,2
Pois chiches	150 g cuit	28	30	8,4
Rutabaga	100 g	8,5	70	6
Salsifis	100 g	6,3	30	1,9
Tempeh	100 g	9	15	1,4
Tofu	100 g	2	15	0,3
Tomate	100 g	5	30	1,5
Topinambour	100 g	15	50	7,5

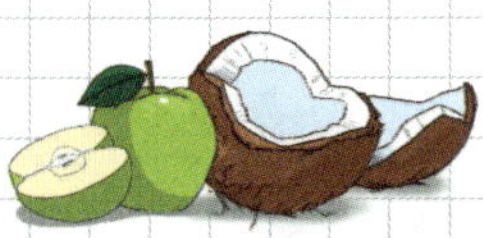

Fruits frais, fruits secs et oléagineux

	Portion consommée	Glucides (grammes)	Index glycémique	Charge glycémique
Abricot frais	3 pièces (150 g)	18	30	5,5
Abricot sec	3 pièces (30 g)	18	35	6,5
Amandes	10 pièces (10 g)	2	15	< 1

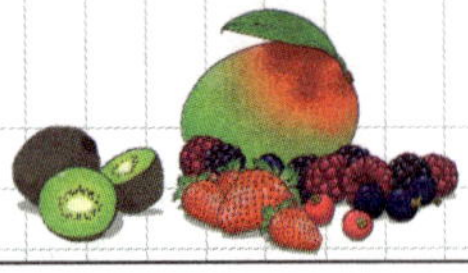

	Portion consommée	Glucides (grammes)	Index glycémique	Charge glycémique
Ananas	¼ de pièce	17,5	50	8,8
Baies de goji séchées	1 c. à s.	6	25	1,5
Banane jaune	1 pièce	21	45	10
Banane mûre	1 pièce	21	55	12,7
Banane plantain cuite	100 g	21	70	19,6
Banane encore verte	1 pièce	21	35	8
Cacahuètes	25 g	4	15	1
Cerises	100 g	16	25	4
Châtaignes	100 g	60	60	23,9
Citron	1 pièce	3	20	<1
Compote sans sucre ajouté	100 g	14	35	5
Dattes	2 à 3 pièces (25 g)	17,8	55	9,8
Figue fraîche	2 pièces (100 g)	18	35	6,3
Figue sèche	2 pièces (25 g)	15	50	7,5
Fruits rouges (fraises, framboises, mûres…)	150 g	8	25	2
Graines de courge, lin, sésame, tournesol, chia…	1 c. à s.	< 1	20 à 35	< 1
Grenade	100 g	14,8	35	5,2
Kiwi	2 pièces (100 g)	13	50	6,5
Litchis	100 g	17,8	50	8,9
Mandarine	2 pièces	13,3	30	4
Mangue	100 g	14,4	50	7,2
Noix (tous types), noisettes, pistaches	10 pièces	< 1	15 à 25	< 1
Noix de coco râpée	100 g	16	35	5,6
Olives	5 pièces (15 à 20 g)	< 1	15	<1
Orange	1 pièce	17,8	35	6,2
Pamplemousse	½ pièce	10	25	2,5
Papaye	100 g	7,3	60	4,4
Pastèque	1 tranche (150 g)	9	75	6,8
Pêche/nectarine	1 pièce	17,8	35	6,2
Poire	1 pièce	20	30	6
Pomme	1 pièce	24	35	8,5
Pruneaux	4 pièces	20	40	8
Prunes	150 g	17,1	35	6
Raisin	150 g	25	45	11,2
Raisins secs	1 poignée (30 g)	20	65	13
Rhubarbe	100 g	2	15	< 1

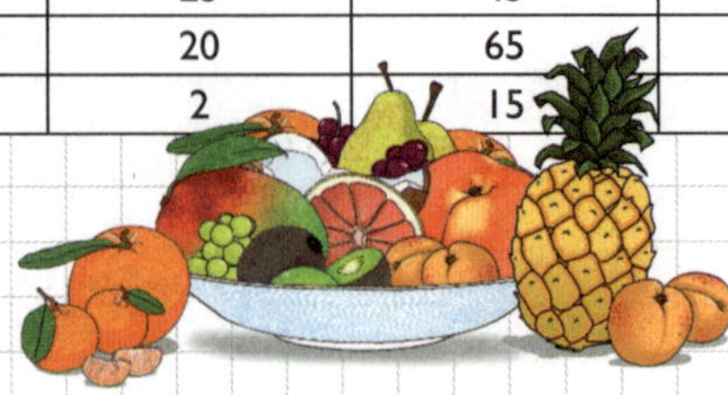

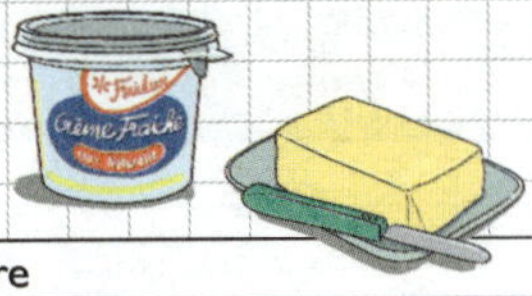

Matières grasses, sauces et condiments

	Portion consommée	Glucides (grammes)	Index glycémique	Charge glycémique
Beurre	1 noix (10 g)	0	0	0
Beurre de cacahuètes (sans sucre)	1 c. à s. (30 g)	4	40	1,6
Coulis de tomates	100 g	6	35	2,1
Crème de soja	1 c. à s.	< 1	20	< 1
Crème fraîche	1 c. à s.	0	0	0
Huiles végétales	1 c. à s.	0	0	0
Jus de citron	1 c. à s.	< 1	20	< 1
Ketchup	1 c. à s.	3	55	1,6
Levure de bière	1 c. à s.	1,2	35	< 1
Mayonnaise	1 c. à s.	0	0	0
Moutarde	1 c. à s.	< 1	35	< 1
Purée d'amandes ou de noisettes	1 c. à s.	< 1	25 à 35	4
Sauce soja	1 c. à s.	< 1	0	0
Tahin (purée de sésame)	1 c. à s.	< 1	40	< 1
Vinaigre (tous types)	1 c. à s.	< 1	5	< 1

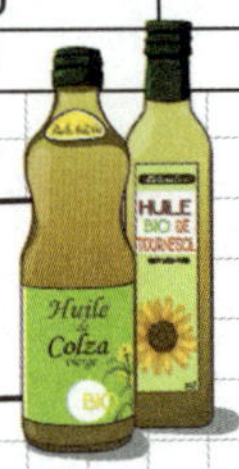

N.B. : les huiles, beurre et crème fraîche ont un IG et une CG nuls car ils ne contiennent pas de glucides. En revanche, ils sont très riches en graisses… Ayez la main légère avec ces produits !

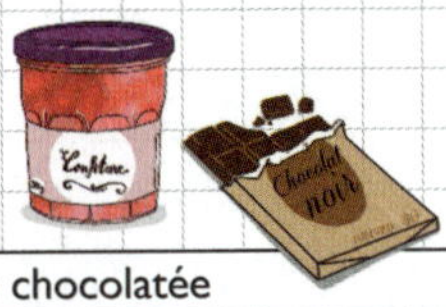

Sucre, produits sucrés

	Portion consommée	Glucides (grammes)	Index glycémique	Charge glycémique
Barre chocolatée	1 pièce (18 g)	15,7	70	11
Barre de céréales	1 pièce	20	70	14
Biscuit sec (moyenne)	2 pièces (15 g)	10	70	7
Biscuit sablé	2 pièces (20 g)	14,5	55	8
Cacao sans sucre	1 c. à s.	0,5	20	0,1
Chocolat au lait	10 g	6	40	2,4
Chocolat noir 70 % de cacao	10 g	3,2	25	0,8
Chocolat noir 86 % de cacao	10 g	3	20	0,6
Confiture classique	30 g (1 c. à s. bombée)	16	50	8
Confiture au fructose	30 g	9	20 à 35	2 à 3
Édulcorant (aspartame, sucralose…)	1 dose (< 1 g)	0	0	0
Fructose cristallisé	10 g	10	20	2
Glucose	10 g	10	100	10
Miel d'acacia	10 g	8,3	30	2,5
Miel (sauf acacia)	10 g	8,3	60	5
Pâte à tartiner au chocolat	30 g	18	55	10

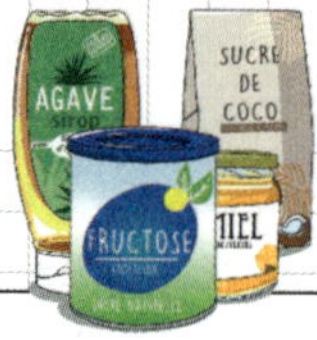

	Portion consommée	Glucides (grammes)	Index glycémique	Charge glycémique
Sirop d'agave	10 g	10	15	1,5
Sirop d'érable	10 g	9	55	5
Sirop de riz	10 g	9,5	95	9
Sorbet	2 boules	20	60	12
Stévia naturelle (voir encadré)	1 dose (< 1 g)	0	0	0
Sucre blanc ou roux	10 g	10	70	7
Sucre complet	10 g	10	70	7
Sucre de bouleau (xylitol*)	10 g	10	8	< 1
Sucre de coco	10 g	9,2	35	3,2

* Le xylitol est un polyol (glucide) peu absorbé par l'organisme.

La stévia est riche en glucides, mais son pouvoir sucrant est tel que la quantité nécessaire pour donner la saveur sucrée est très faible. Son apport en glucides est donc négligeable ! Choisissez-la sous sa forme naturelle (couleur verte).

Boissons

	Portion consommée	Glucides (grammes)	Index glycémique	Charge glycémique
Bière	25 cl	8,5	70	6
Café, thé et tisane sans sucre	1 tasse	0	0	0
Cidre brut	15 cl	3,8	40	1,5
Eau plate ou gazeuse	15 cl	0	0	0
Jus d'ananas	15 cl	16	50	8
Jus de carotte	15 cl	12	40	4,8
Jus de pamplemousse	15 cl	13,5	45	6
Jus de pomme	15 cl	17,5	40	7
Jus de raisin	15 cl	22,6	45	10,2
Jus d'orange	15 cl	15	45	6,8
Jus de tomate	15 cl	8,5	35	3
Limonade	15 cl	15	70	10,5
Soda au cola	15 cl	16,1	60	9,7
Soda light	15 cl	0	0	0
Vin rouge, rosé ou blanc (sec)	1 verre	0	0	0

N.B. : le vin ne contient pas de glucides mais l'alcool qu'il renferme se transforme en sucres dans l'organisme ! Réservez les boissons alcoolisées pour les occasions spéciales ! Le cidre et la bière produisent le même phénomène…

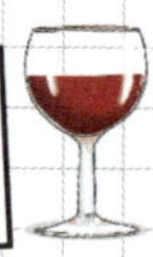

Mon nouvel équilibre alimentaire low carb

Faisons le point sur votre nouvelle alimentation low carb…

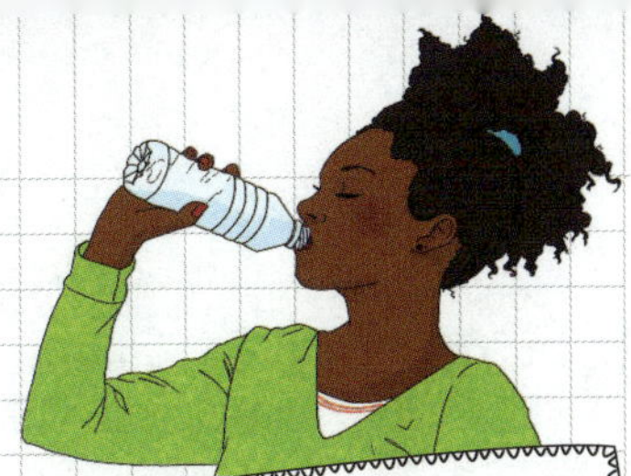

> Sauter un repas n'est pas souhaitable : l'organisme a tendance à stocker plus facilement le repas suivant.

L'équilibre avant tout !

Avant toute chose, rappelez-vous que la base d'une alimentation saine, c'est l'équilibre :

- Faire 3 repas par jour (+/– collation selon vos besoins) : c'est le b.a.-ba !
- Bien structurer ses repas (voir ci-dessous).
- Respecter ses sensations de faim et de satiété : si vous n'avez plus faim au moment du dessert, ne vous forcez pas à le manger, gardez-le pour une collation !
- Compenser un écart par des repas plus légers : l'équilibre alimentaire se construit sur la journée, mais aussi sur plusieurs jours consécutifs, pensez-y !
- Boire suffisamment : de l'eau, bien sûr ! Plate, surtout, ou pétillante, avec un filet de citron…, thé vert, infusion de plantes… L'eau ne fait pas maigrir mais aide à éliminer les toxines. À vos bouteilles !
- Varier les aliments et donner sa préférence aux produits de saison : n'allez pas manger des fraises en hiver (même si elles apparaissent dans les menus qui suivent !), troquez-les pour une orange ou des kiwis !
- Préférer le « fait maison », les produits industriels transformés ne sont pas vos amis !
- Limiter les graisses, surtout animales (même si leur CG est proche de zéro), et l'alcool (il se transforme en sucre après son assimilation par l'organisme).

Qu'est-ce qu'un repas structuré ?

Un repas structuré est un repas « organisé » comportant plusieurs éléments :

1. Des protéines animales ou végétales : viande, poisson, œufs, tofu…
2. Des légumes crus et/ou cuits (en entrée ou en plat)
3. Des céréales/féculents ou du pain à IG bas
4. Un produit laitier (sauf intolérance au lactose)
5. Un fruit ou une compote

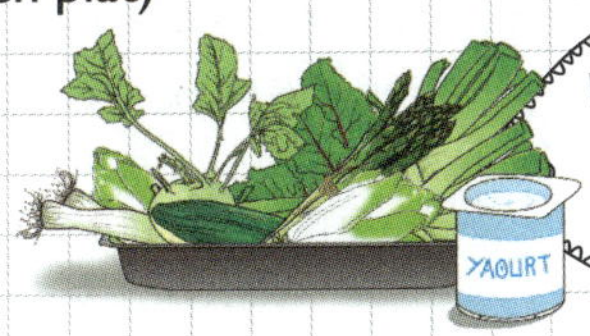

> Un repas bien structuré apporte tous les éléments nutritifs à l'organisme (protéines, fibres, vitamines…) et rassasie durablement !

Mes repères low carb

- **Je pioche au quotidien dans les aliments à IG bas** (< 50) et même le plus souvent possible très bas (< 35).
- **Je réserve les aliments à IG/CG élevés pour les cheat meals** (repas « plaisir » : une fois par semaine en période de perte de poids, voir p. 49).
- **Je respecte ma CG maximale journalière**

Ma CG journalière maximale : ……………………………………………………………

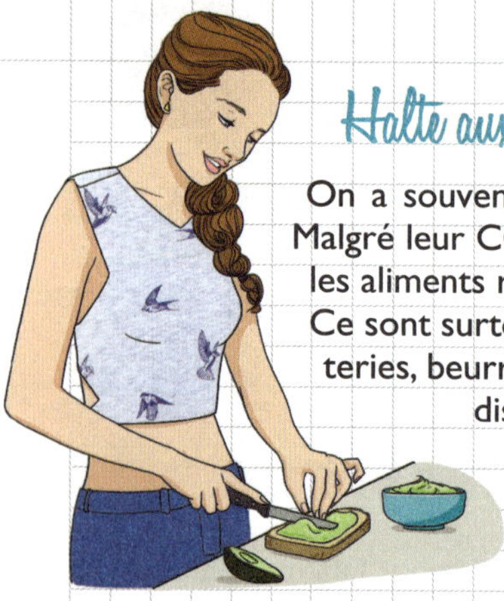

Halte aux graisses animales !

On a souvent tendance à consommer les graisses en tout genre en excès. Malgré leur CG basse (voire nulle pour les fromages, viandes, charcuteries…), les aliments riches en graisses peuvent nuire à votre perte de poids !
Ce sont surtout les graisses animales (celles qui viennent des viandes, charcuteries, beurre, fromages…) qui se stockent facilement dans les petits capitons disgracieux et les vilains bourrelets. Les graisses végétales (avocat, huiles, noix…), riches en acides gras insaturés, jouent des rôles importants dans l'organisme (protection cardio-vasculaire, fluidité des membranes cellulaires…), et leur stockage est moins évident !

Quelques idées pour réduire votre consommation de graisses animales

- Préférez les sorbets faits maison avec un sucre à IG bas aux crèmes glacées industrielles.
- Remplacez la crème fraîche classique par de la crème de soja ou d'avoine.
- Privilégiez les morceaux maigres des viandes : steaks hachés à 5 % de matière grasse, rosbif, poulet sans la peau…
- Limitez votre consommation de charcuteries grasses (saucisson, rillettes, mortadelle…) et préférez les charcuteries maigres (jambon blanc, viande des Grisons…).

2 règles simples pour éviter l'abus de graisses en tout genre

Ne cumulez pas plusieurs aliments riches en graisses au même repas !
Par exemple, si vous mangez du saumon, évitez de prendre du fromage au même repas.
Vous aimez l'avocat ? Prenez-en un demi, mais ne le noyez pas sous une couche de mayonnaise !

Limitez les graisses de cuisson.
Préférez les modes de cuisson qui nécessitent peu ou pas de matière grasse : laissez la friteuse dans le placard et sortez le cuit-vapeur et la poêle antiadhésive !

Mes bonnes habitudes à maintenir : ....
....
....

Mes (petites) erreurs alimentaires à corriger : ....
....
....
....
....

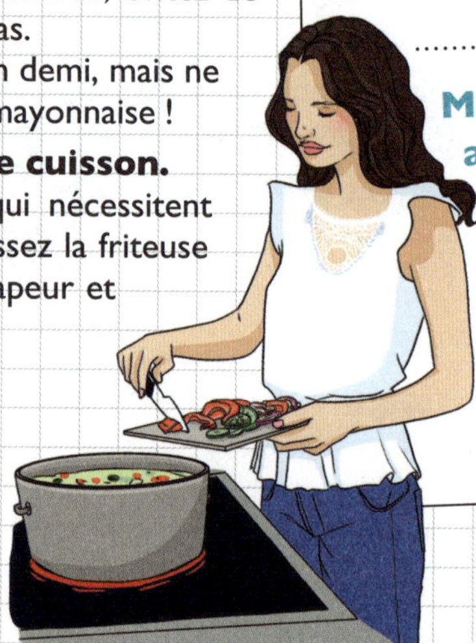

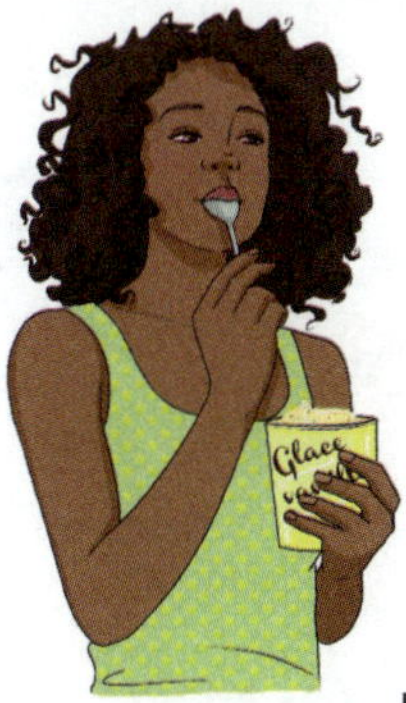

Le top 10 des aliments high carb à bannir

Voici le top 10 des aliments high carb à fuir le plus possible… Votre liste noire à placarder sur le frigo !

À la 10ᵉ place, on trouve les farines blanches, de blé, de riz, de millet…

Les farines blanches sont raffinées, donc débarrassées de leurs éléments nutritifs et de leurs fibres, et leur IG est très élevé. Préférez les versions intégrales !

À la 9ᵉ place : les crèmes glacées

Environ 25 % de sucre sont nécessaires à leur fabrication, car on perçoit moins bien le goût sucré des aliments glacés. Et surtout, malgré leur IG modéré, elles stimulent fortement la sécrétion d'insuline. Préférez les sorbets faits maison avec un sucre à IG bas !

À la 8ᵉ place : les pâtisseries et biscuits industriels

IG élevé, teneur en sucres importante… Ces aliments sont des bombes high carb ! Faites-vous plaisir de temps en temps avec des bonnes pâtisseries maison.

À la 7ᵉ place : les fécules (de pomme de terre, de maïs)

Riches en glucides (environ 80 %), leur assimilation est très rapide, ce qui leur donne un IG et une CG très élevés.

À la 6ᵉ place : les viennoiseries (brioche, croissant, pain au chocolat…)

Leur IG n'est pas forcément très élevé, mais ce sont des aliments très raffinés et pauvres en nutriments essentiels… On zappe !

À la 5ᵉ place : le snack sucré

Au caramel, au chocolat… c'est très (trop !) sucré. La cellulite les adore, et les bactéries responsables des caries aussi !

À la 4ᵉ place : les frites, bien sûr !

Leur IG et CG sont très élevés. Et je ne parle même pas de leur teneur en graisses… Au secours !

Sur le podium, en 3ᵉ position : les céréales du petit déjeuner

Même « sans sucre ajouté », leur procédé de fabrication fait éclater le grain de céréale et flamber leur IG… Avec une teneur en glucides élevée, la CG est désastreuse !

1ʳᵉ dauphine des produits à éviter : le pain de mie

Ultra-raffiné, il vous attire avec son aspect plus blanc que blanc, mais son IG avoisine celui du glucose et sa texture est très peu rassasiante.

À la 1ʳᵉ place : le soda avec une CG de 10 pour 1 petit verre !

C'est du sucre pur dilué dans de l'eau et aromatisé, absorbé plus vite que son ombre ! Vous auriez le même résultat en vous l'injectant directement dans les veines !

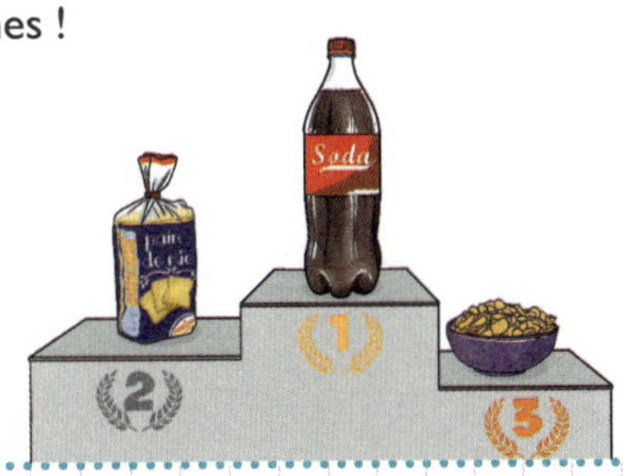

Les meilleurs aliments low carb à toujours avoir dans ses placards

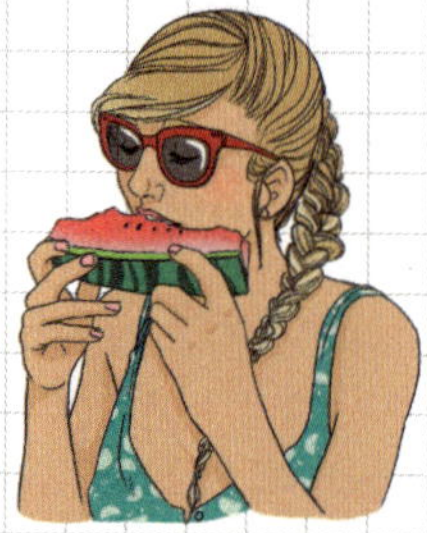

Ayez toujours en stock ces produits de première nécessité en alimentation low carb…

1. Les fruits et légumes frais de saison, ou surgelés nature : c'est la base de toute alimentation saine et leur CG est généralement basse, profitez-en pour mettre de la couleur dans votre assiette !
2. Les légumes secs (pois chiches, lentilles, haricots blancs et rouges…) : riches en protéines, fibres, magnésium, calcium… Ils sont une mine nutritionnelle à CG basse !
3. Des céréales à IG bas : quinoa, riz basmati, spaghettis semi-complets, vermicelles de soja ou de blé, sarrasin et orge en grains…
4. Du pain (ou dérivé) à IG bas : pain intégral au blé, à l'épeautre, pain de seigle complet type Pumpernickel, tartines craquantes type Wasa® fibres…
5. Les farines intégrales : blé, kamut, épeautre (petit et grand), orge mondé : elles vous permettront de réaliser de délicieuses préparations saines (tartes, clafoutis, crêpes…).
6. Le son d'avoine : il permet d'abaisser l'IG dans de nombreuses préparations : cakes, crêpes et pancakes, tartes, porridges…
7. Les oléagineux : amandes, noix, noisettes… sous toutes leurs formes : entiers, en poudre, en farine, en purées et en « lait » (sans sucre ajouté)…
8. Le citron : l'ingrédient magique qui permet de baisser l'impact d'un plat sur la glycémie d'environ 25 % ! Le bon réflexe à adopter : un filet de jus de citron dans son verre d'eau en début de repas !
9. Les graines : de courge, de sésame, de chia… Ce sont de véritables pépites nutritionnelles avec une forte teneur en protéines, oméga-3, fibres, calcium, magnésium…
10. Les sucres à IG bas : sucre de bouleau (xylitol), de coco, miel d'acacia, sirop d'agave : ils vous permettront de préparer des petites douceurs à IG bas et de vous faire plaisir sainement ! Variez-les et utilisez-les en quantité raisonnable.

Pour trouver ces ingrédients, rendez-vous en magasin bio et/ou au rayon bio des grandes surfaces.

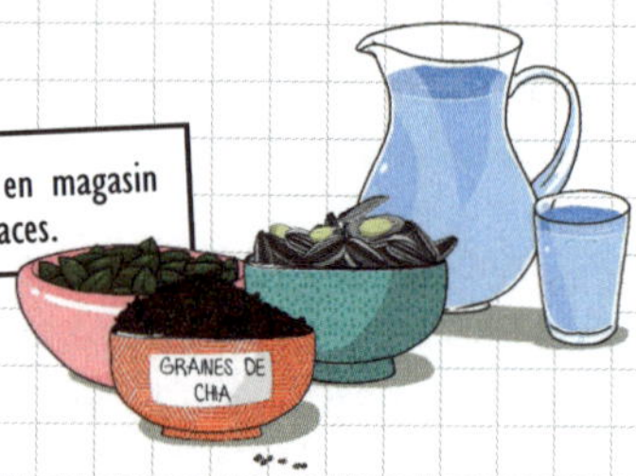

Cas particuliers : je mange veggie, sans lactose…

Je mange veggie

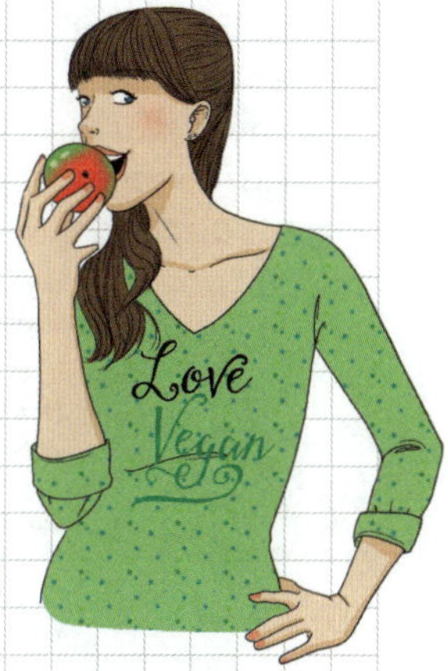

Si vous êtes végétarienne, remplacez dans les menus qui suivent la viande et le poisson par des œufs (2 à 4 fois par semaine), du tofu coupé en morceaux et mariné avec des épices ou des aromates, ou des steaks de soja. Vous pouvez aussi consommer des légumes secs (lentilles, pois chiches, haricots secs), des falafels, du houmous, du seitan ou des protéines de soja texturées (à préparer en steak, boulettes…) ou saupoudrer vos plats de légumes et céréales de graines et d'oléagineux riches en protéines : graines de courge ou de chanvre, noix, noisettes. Pensez aussi à la levure de bière en paillettes !

Les produits laitiers complètent aussi les apports en protéines.

Je mange sans gluten

Si vous êtes intolérante au gluten, méfiez-vous des pains de mie et pâtes sans gluten dont l'IG est très élevé (ils sont faits avec de la farine de riz ou de maïs). Tournez-vous plutôt vers les pains de sarrasin (en magasin bio) et les céréales sans gluten à IG bas : quinoa, vermicelles de soja, sarrasin en grains, riz basmati… Il existe aussi de nombreuses farines sans gluten à IG bas : sarrasin, teff, quinoa, soja, pois chiches, coco…
Et surtout : méfiez-vous des produits industriels qui peuvent contenir des traces de gluten, ne jurez que par le « fait maison » !

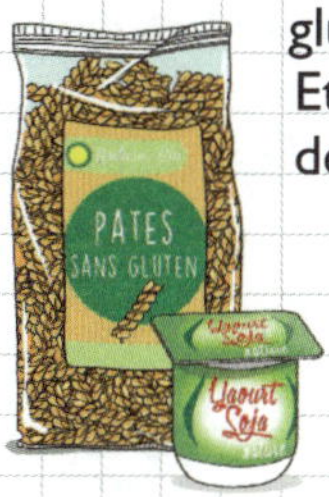

Je mange sans lactose

Vous ne mangez pas de produits laitiers ? Remplacez-les dans les menus qui suivent par des yaourts au soja nature et éventuellement des boissons végétales sans sucre ajouté (amande, soja, épeautre, avoine). Évitez le « lait » de riz : son IG est désastreux ! Utilisez également des crèmes végétales (soja, amande, avoine…) à la place de la crème classique et remplacez le beurre par des purées d'oléagineux (purée d'amandes, de noisettes…) ou par de la margarine végétale.

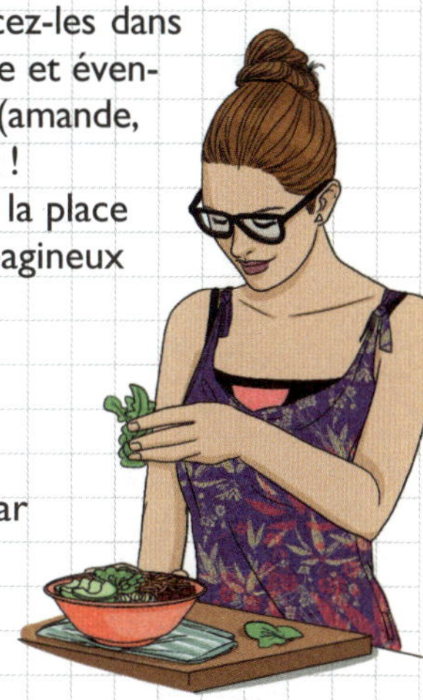

Je suis difficile !

Vous n'aimez pas certains légumes ? Le poisson ? Remplacez-les par des aliments de même famille : substituez par exemple un poisson à une viande ou 2 œufs, ou des épinards sautés à des courgettes, des haricots verts, ou encore une assiette de crudités !

Je détermine mes objectifs

Déterminer clairement ses objectifs permet de savoir où l'on va… et d'atteindre plus facilement son but ! Et vous, avez-vous pensé à noter noir sur blanc ce que vous souhaitez ?

Astuce : prenez-vous en photo en tenue légère avant de commencer ce programme low carb. Vous pourrez ainsi mieux visualiser les effets sur votre silhouette !

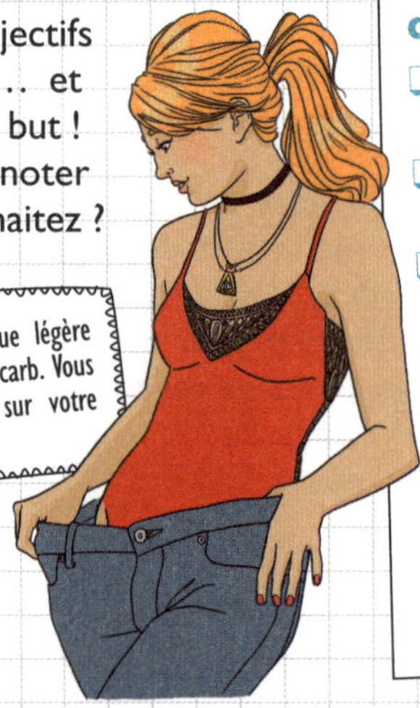

Ma priorité : perdre du poids ! (………… kg)

- ❑ Améliorer mes performances sportives
- ❑ Me sentir plus légère et sexy dans mes petites robes
- ❑ Me sevrer définitivement de mon addiction aux sucres raffinés
- ❑ Apprendre à manger sain et équilibré
- ❑ Autre ……………………………

……………………………………

……………………………………

Mon poids idéal

Le poids « idéal », c'est celui dans lequel on se sent bien ! On peut aussi parler de « poids de forme ». Nous sommes toutes différentes, avec une ossature plus ou moins fine, une musculature plus ou moins développée… Deux personnes de même taille et de même poids peuvent donc avoir une silhouette très différente !
Réfléchissez : à quel poids vous sentez-vous belle et en pleine forme ? Quel poids avez-vous naturellement gardé stable sur une longue période, sans effort particulier ?

Mon poids de forme serait de : ………… kg

Mon poids aujourd'hui : ………… kg

Je dois perdre : ………… kg

Mesurez votre tour de taille à la fin d'une expiration, sans rentrer le ventre.

Tout n'est pas qu'une question de poids ! Ce qui compte, c'est ce que vous voyez dans le miroir : votre silhouette ! Pour cela, munissez-vous d'un simple ruban de couturière et prenez les mesures suivantes…

Mon tour de taille (juste au-dessus du nombril) : ……… cm

Mon tour de hanches (mesure la plus large) : ……… cm

Mon tour de cuisses (mesure la plus large) : ……… cm

Chapitre 2

La high carb addict

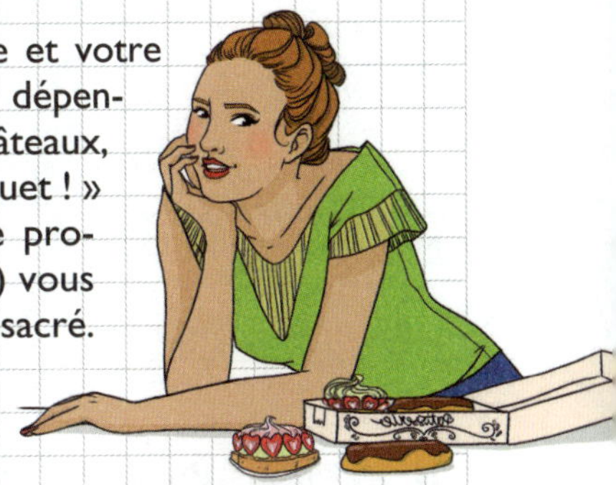

Vous êtes une grande consommatrice de sucres en tout genre et votre relation à la nourriture est fusionnelle, voire un peu (beaucoup) dépendante, du genre : « Quand je mets la main dans un paquet de gâteaux, je ne peux plus l'en sortir avant d'avoir englouti la moitié du paquet ! » Vous reconnaissez avoir besoin de votre dose quotidienne de produits sucrés et les aliments raffinés (pain de mie, biscuits salés…) vous attirent comme un aimant ! Ce chapitre vous est entièrement consacré. Vous y apprendrez à mieux choisir vos aliments, à vous faire plaisir différemment et à réduire votre dépendance aux sucres.

J'évalue ma consommation journalière de sucres (glucides)

Rien de plus parlant que les chiffres ! Notez ci-dessous vos repas habituels et recherchez les CG correspondantes (approximatives) à l'aide des tableaux proposés p. 14 à 20.

N'oubliez pas de noter le pain et les boissons !

Au petit déjeuner, je mange :

....

....

....

....

CG totale : ....

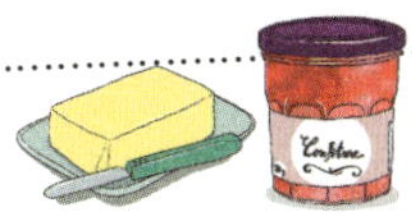

Par exemple :

- 1/3 de baguette (70 g) : CG = 27
- 1 noix de beurre : CG = 0
- 1 c. à s. bombée de confiture : CG = 8
- 15 cl de jus d'orange : CG = 6,8

CG totale : 41,8

Le midi, je mange :

....

....

....

....

....

CG totale : ....

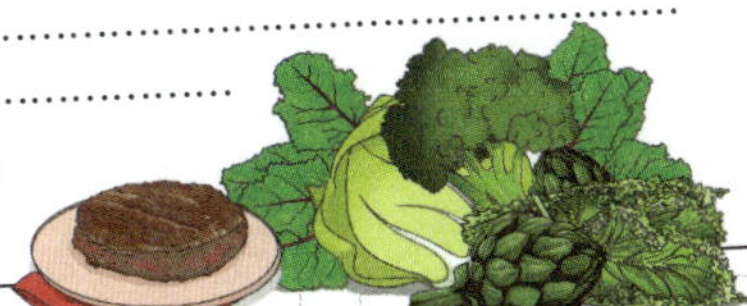

Par exemple :

- 1 part de viande : CG = 0
- 200 g de pâtes blanches : CG = 26,4
- 1 part de légumes : CG = 2
- 1 yaourt nature : CG = 1,7
- + 10 g de sucre : CG = 7
- 50 g de pain blanc : CG = 19,2

CG totale : 56,3

Le soir, je mange :

....

....

....

....

CG totale : ....

Par exemple :

- 200 g de pizza : CG = 30
- De la salade verte : CG = < 1
- 1 pomme : CG = 8,5

CG totale = 39

Je grignote aussi entre les repas (allez, on note tout !) :

....

....

....

CG totale : ....

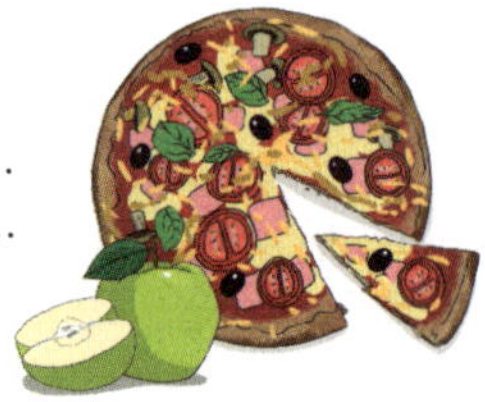

Je me détoxifie progressivement du sucre !

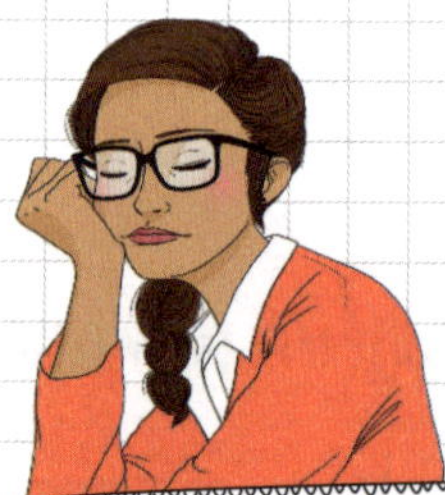

Je me prépare

Vous le savez : vous consommez trop de sucre sous toutes ses formes : sucres ajoutés, farines raffinées… Votre CG journalière est vraiment trop élevée ! Mais passer d'une forte à une faible consommation de sucres (pour atteindre votre CG max) n'est pas une mince affaire : votre corps est habitué à sa « dose », et si vous le privez du jour au lendemain, il risque de mal réagir ! Des symptômes variés sont parfois retrouvés à l'arrêt du sucre : migraines, douleurs abdominales, fatigue passagère, sensations de malaise… Ces symptômes, même passagers, peuvent être invalidants. Votre corps réclame sa dose de sucre : il doit s'habituer à brûler davantage les graisses, mais cette transition prend un peu de temps ! Si votre addiction au sucre est forte, je vous propose donc de vous « sevrer » progressivement.

Prenez votre temps : cette phase peut durer 3 ou 10 jours : c'est vous qui décidez quand vous pouvez passer à l'étape supérieure !

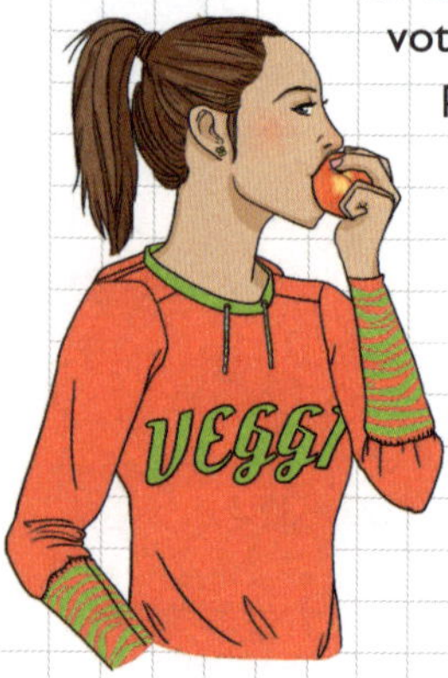

Comment faire en pratique ?

Avant de vous lancer dans les menus qui suivent, je vous propose de réduire progressivement vos doses de sucre.

1 Réduisez les sucres ajoutés pendant quelques jours

Supprimez les sodas et jus de fruits sucrés et remplacez les desserts sucrés par des fruits frais et des laitages nature, légèrement sucrés avec un sucre à IG bas (miel d'acacia, sirop d'agave, sucre de coco…).

Voici quelques astuces pour réduire les sucres à IG élevé :

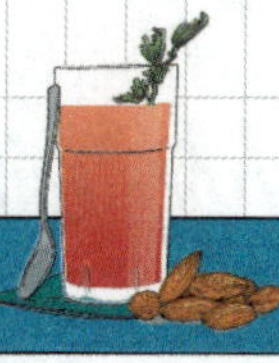

Au lieu de manger ou de boire...	Je choisis plutôt...
Une crème dessert du commerce	Un laitage nature + éventuellement 1 c. à c. de sucre de coco ou de sirop d'agave
Des biscuits secs	Des biscottes avec du beurre
Du chocolat au lait	Du chocolat noir à 70 % de cacao
Un pain au chocolat	Un morceau de pain (au levain) avec 1 barre de chocolat noir
Un soda	Un verre d'eau pétillante avec un filet de citron et 1 c. à c. de sirop d'agave
Un jus de fruits sucré (nectar, Oasis®...)	Un smoothie fait maison (mangue, fraises...)
Des céréales sucrées au miel ou au chocolat	Du müesli sans sucre ajouté
Des confiseries	Des abricots secs, des figues sèches, des amandes...

❷ Remplacez le pain blanc par un pain à IG bas

Vous achetez votre pain en boulangerie ? Demandez à votre boulanger s'il fait un pain avec de la farine de type 150 (T150) : c'est de la farine intégrale !

Le pain blanc a un IG vraiment trop élevé... *Idem* pour les biscottes, pain de mie et céréales du petit déjeuner classique ! Trouvez donc le substitut qui vous plaît le plus : Wasa® fibres, pain de seigle complet (au rayon bio des grandes surfaces, vendu en tranches fines dans un sachet plastique), pain intégral (le pain intégral Montignac est par exemple une très bonne alternative, vous le trouverez en magasin bio)...

❸ Remplissez vos placards de céréales à IG bas

Quinoa, riz basmati (de préférence semi-complet), spaghettis (semi-complets également), orge, sarrasin et épeautre (en grains, en boulgour... vous en trouverez en magasin bio). Pensez aussi aux patates douces et aux légumes secs que vous pouvez cuisiner de mille façons (salade de lentilles, cocotte de légumes aux haricots rouges, frites de patate douce au four...).

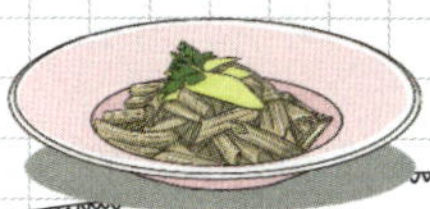

Pensez à cuire vos pâtes *al dente* : leur IG sera plus faible !

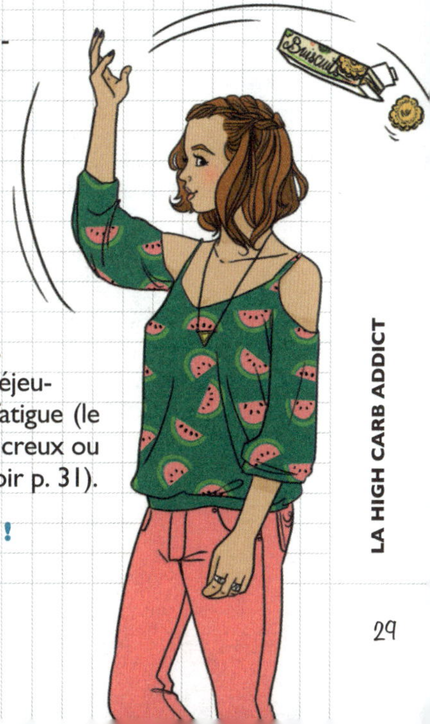

❹ Modifiez si besoin votre petit déjeuner

Le petit déjeuner est un repas très important : le matin, nous sommes particulièrement sensibles à l'IG des aliments ! Un petit déjeuner à IG et CG élevés entraîne bien souvent des sensations de fatigue (le fameux petit coup de mou de 11 heures), accompagnées de petits creux ou grosse fringale ! Composez donc votre petit déjeuner avec soin (voir p. 31).

❺ Vous êtes prête pour suivre vos menus low carb !

C'est parti...

Ma feuille de route low carb spéciale high carb addict

Après la théorie, passons à la pratique ! Voyons un peu la composition de vos repas…

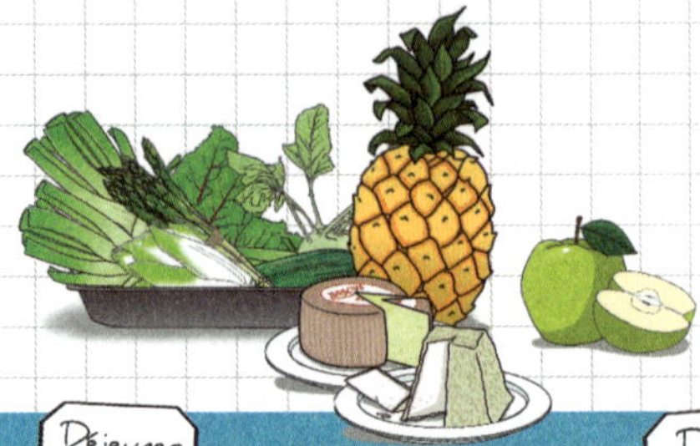

(voir exemples p. 31)

Petit déjeuner

- Thé, café ou infusion +/– un peu de sucre à IG bas
- 50 à 70 g de pain intégral OU environ 40 g de flocons de céréales à IG bas (quinoa, orge, sarrasin, avoine, épeautre) sans sucre (quantité adaptée pour votre CG max)
- 1 aliment protéiné (laitage, fromage, jambon, œuf…)
- +/– 1 fruit

Déjeuner

- Légumes à volonté (crudités et/ou légumes cuits)
- 100 à 125 g de viande ou poisson OU 2 œufs
- 100 à 200 g de céréales/féculents à IG bas OU du pain intégral (quantité variable selon votre CG max)
- 30 g de fromage ou 1 laitage nature
- 1 fruit ou 1 compote

Dîner

- Légumes à volonté (crudités et/ou légumes cuits)
- 50 à 100 g de viande ou poisson OU 1 à 2 œufs
- 100 à 200 g de céréales/féculents IG bas OU du pain intégral (quantité variable selon votre CG max)
- 1 laitage nature ou 30 g de fromage
- 1 fruit ou 1 compote

Et le goûter ?

Si vous avez besoin de prendre un goûter (ou si vous avez tendance à grignoter dans l'après-midi), prenez une collation, et adaptez le repas du soir…

Par exemple :

• 1 thé vert • 3 abricots secs • 5 amandes **→ CG = 6,5**	• 1 thé rooibos • 1 pomme **→ CG = 8,5**	• 1 eau pétillante + citron • 30 g de pain intégral • 10 g de chocolat noir **→ CG = 7,5**
Je supprime mon fruit du dîner	Je supprime mon fruit du dîner	Je réduis ou je supprime ma portion de pain intégral au dîner

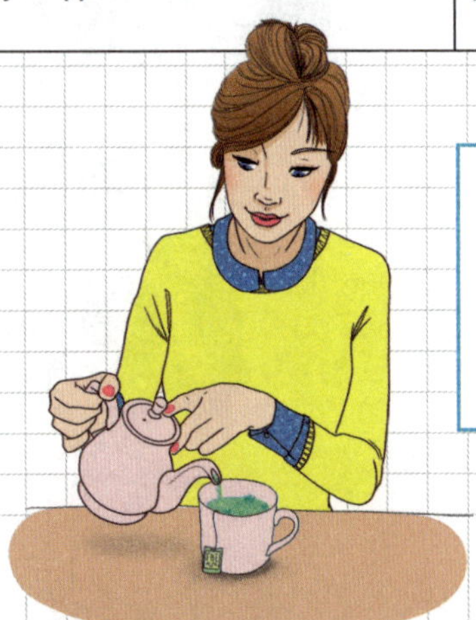

Les menus qui suivent sont spécialement composés pour vous qui avez du mal à vous passer complètement de sucre : quelques goûters et petits desserts bien choisis ponctuent la semaine et permettent d'assouvir votre besoin viscéral pour le goût sucré !

Mon petit déjeuner low carb

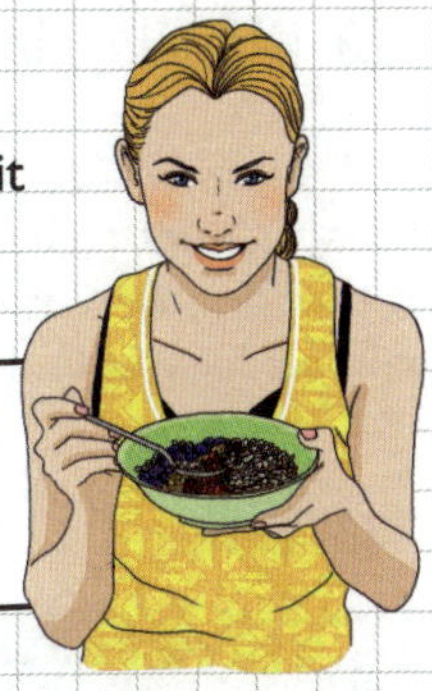

Pour commencer la journée du bon pied, composez avec soin votre petit déjeuner : ce repas rompt avec le jeûne de la nuit et permet de recharger efficacement les batteries !

> Le matin, le corps crée une « insulinorésistance » (l'insuline agit moins efficacement que dans la journée) pour résister au jeûne de la nuit et éviter d'être en hypoglycémie au réveil (c'est un phénomène naturel !). Consommer des aliments à IG et CG élevés entraîne à ce moment-là une sécrétion d'insuline plus importante et favorise le stockage des graisses…

Ce premier repas doit idéalement comporter

- Une boisson sans sucre pour s'hydrater (thé, café, maté, eau) ;
- Un produit céréalier à CG contrôlée selon vos besoins (pain intégral, biscottes complètes, müesli sans sucre…) avec un peu de beurre (ou de margarine) ;
- Un produit protéiné : yaourt ou fromage blanc nature (au lait de vache, brebis, chèvre ou au soja), fromage, une tranche de jambon, un œuf… ;
- En option : un fruit frais (à conserver éventuellement pour une collation).

Mes petits déjeuners équilibrés et low carb

• Thé vert menthe + 1 c. à c. de miel d'acacia • 40 g de flocons d'avoine sans sucre + 1 fromage blanc nature + 100 g de fruits rouges **➜ CG = 14**	• 20 cl de lait demi-écrémé + 1 c. à c. de cacao sans sucre +/– 1 c. à c. de sirop d'agave • 4 biscottes complètes + 1 noix de beurre • 1 orange **➜ CG = 21**
• Café noir • 1 tranche de pain de seigle complet (70 g) + 30 g de fromage de chèvre frais • + 1 tranche de jambon blanc • 3 abricots secs **➜ CG = 19**	• Matcha latte au lait d'avoine • 50 g de pain intégral + ¼ d'avocat + graines de sésame • 1 œuf coque • 1 kiwi **➜ CG = 19,5**

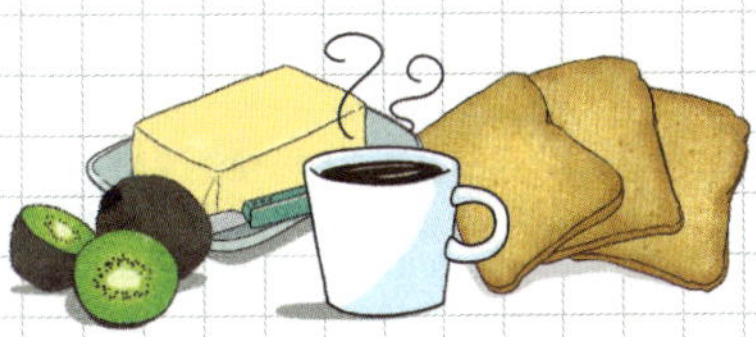

Matcha latte au lait d'avoine (pour 1 tasse) **➜ CG = 5**

Délayez 1 petite c. à c. de poudre de thé matcha dans un peu de lait d'avoine sans sucre ajouté froid. Ajoutez 20 cl de lait d'avoine chaud. Dégustez aussitôt.

Variante : remplacez le lait d'avoine par du lait d'amande et ajoutez 1 c. à c. de sucre à IG bas.

Mes menus low carb spécial high carb addict

Voici 3 semaines de menus low carb adaptés à votre profil, indiquant la CG pour chaque repas. Vous pouvez, si vous le souhaitez et en fonction de vos objectifs, augmenter ou réduire les quantités de pain ou féculents du menu.

Je note ma CG journalière max :

....

1re semaine

JOUR 1

Déjeuner → CG = 25

- Salade d'endives + 3 noix + vinaigrette légère
- 100 g de filet de poulet grillé
- 150 g de spaghettis cuits *al dente*
- 1 fromage blanc nature + 1 poire bien mûre coupée en morceaux

Si les laitages sans sucre « ne passent pas », mélangez-les avec des fruits coupés en morceaux, une compote sans sucre ajouté ou 1 c. à c. maximum de sucre à IG bas (sirop d'agave, par exemple).

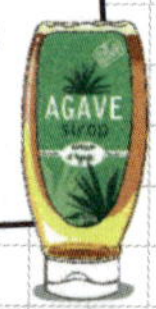

Vinaigrette légère (pour 1 portion) → **CG = 0**

Mélangez ½ c. à c. de moutarde mi-forte avec 1 c. à c. de vinaigre de votre choix (cidre, vin, balsamique) et 1 c. à c. d'huile d'olive, de colza ou de noix. Salez (ou mettez un peu de sauce soja), poivrez et ajoutez 1 c. à s. d'eau ou de yaourt et les herbes de votre choix (menthe, basilic, coriandre…).

Dîner → CG = 20

- Soupe de légumes aux vermicelles
- 2 œufs en omelette
- Salade verte + vinaigrette légère
- 1 pomme cuite au four avec 1 c. à c. de miel d'acacia

Les vermicelles (de blé ou de soja) et les spaghettis sont les pâtes qui ont l'IG le plus faible. Pensez-y !

Soupe de légumes aux vermicelles (pour 1 personne) → **CG = 10**

Faites cuire dans 15 cl d'eau bouillante salée 150 g de mélange de légumes de votre choix : carottes, céleri, courge… Mixez avec 1 c. à s. de crème légère ou de crème de soja, puis remettez sur le feu et ajoutez 30 g de vermicelles et poursuivez la cuisson pendant 2 min environ (les vermicelles doivent être *al dente*).

JOUR 2

Déjeuner → CG = 15

- Salade de pois chiches (150 g cuit) à l'échalote + vinaigrette légère
- Filet de lieu noir cuit à la vapeur ou au court-bouillon
- Fondue de poireaux au curry
- 2 clémentines

Goûter → CG = 3

Un petit creux ?
Octroyez-vous un goûter :

- 1 yaourt nature
  + 1 c. à c. de sirop d'agave
  + 1 c. à s. de son d'avoine

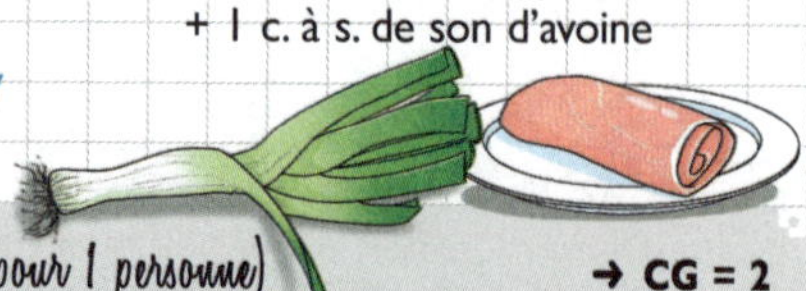

Fondue de poireaux au curry (pour 1 personne) → **CG = 2**

Lavez et coupez en rondelles 250 g de poireaux, puis placez-les dans une casserole avec 2 c. à s. d'eau, du sel et ½ c. à c. de curry en poudre. Laissez cuire à feu doux pendant 25 min. Ajoutez 1 c. à s. de crème légère ou de soja et rectifiez l'assaisonnement.

Dîner → CG = 21

- 1 à 2 tranches de jambon blanc dégraissé
- 200 g de purée de céleri à la crème (surgelée)
- 30 g de tomme de brebis
- 1 compote sans sucre ajouté
- 50 g de pain intégral

Le céleri a un IG élevé mais une CG correcte (CG = 5 pour une portion de 200 g) car sa teneur en glucides est faible. Ne le boudez pas !

Pour varier vos repas et réduire votre consommation de produits animaux, je vous propose une journée végétarienne !

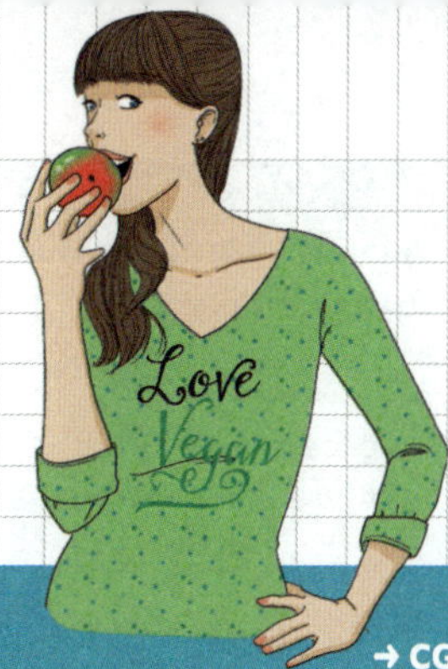

JOUR 3

→ CG = 30 **Déjeuner**

- Wok de brocoli au tofu mariné
- 150 g de riz basmati
- 1 yaourt au soja nature + 1 c. à c. de sirop d'agave et 1 pincée de cannelle en poudre
- ¼ d'ananas

→ CG = 25 **Dîner**

- Salade de lentilles vertes (100 g cuit), œuf dur, tomate, concombre + vinaigrette légère
- 30 g de bûche de chèvre
- ½ mangue
- 50 g de pain intégral

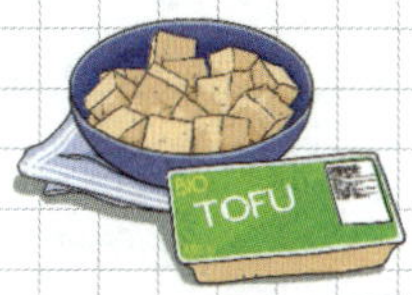

Wok de brocoli au tofu mariné (pour 1 personne) → CG = 2

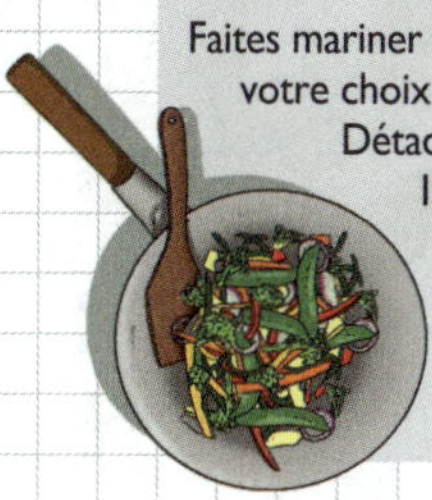

Faites mariner 100 g de dés de tofu avec 1 c. à s. de sauce soja, des épices de votre choix (curry, gingembre, muscade, paprika…) et 1 c. à c. d'huile d'olive. Détachez et lavez 250 g de bouquets de brocoli. Pelez et émincez 1 échalote. Faites revenir dans un wok (ou une petite sauteuse) les légumes avec 1 c. à c. d'huile de tournesol pendant 5 min, puis laissez cuire à feu doux jusqu'à ce que le brocoli soit cuit mais encore ferme. Ajoutez le tofu, poursuivez la cuisson pendant 2 à 3 min, puis éteignez le feu. Saupoudrez de coriandre fraîche.

> Vous pouvez aussi utiliser du tofu déjà mariné : on en trouve au curry, au basilic…

JOUR 4

→ CG = 15 **Déjeuner**

- Ma « salade in jar »
- Faisselle nature + 1 c. à c. de miel d'acacia
- 2 Wasa® fibres

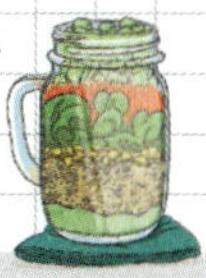

→ CG = 8 en moyenne **Goûter**

- 1 bol (environ 200 g) de salade de fruits frais de saison (pomme, poire, kiwi, fraises si c'est la saison…)

→ CG = 21 **Dîner**

- Salade de riz basmati (100 g cuit), tomate, concombre, radis, 30 g de feta, menthe fraîche + vinaigrette légère
- Steak haché à 5 % de matière grasse + moutarde
- Endives braisées
- 1 compote sans sucre

Salade in jar (pour 1 personne) → CG = 8,5

Mettez dans le fond d'un bocal à confiture (grand modèle) 100 g de quinoa cuit. Ajoutez 100 g de miettes de crabe, ¼ d'avocat coupé en lamelles, 100 g de mélange de crudités (carottes râpées, tomates, concombre, radis coupés en rondelles…), puis quelques graines de courge ou de tournesol et terminez avec du mesclun. Arrosez avec de la sauce vinaigrette légère et fermez votre bocal.

> Utilisez les légumes de saison pour vos salades composées : chou rouge ou blanc, betterave crue râpée, carotte râpée, champignons émincés…

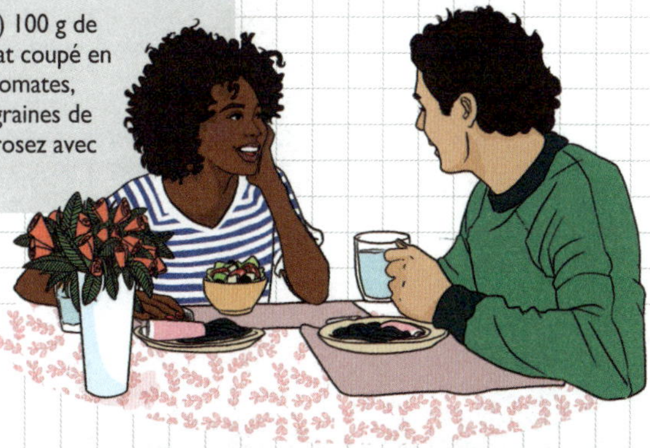

JOUR 5

→ CG = 21 *Déjeuner*

- Salade de roquette et radis émincés + vinaigrette légère
- Brochette d'espadon aux épices
- 150 g de patates douces cuites au four
- 1 yaourt brassé nature + 1 c. à c. de sirop d'agave

→ CG = 16 *Dîner*

- 1 tranche de rôti de porc
- Choux de Bruxelles poêlés
- 30 g de fromage frais de chèvre
- 1 pomme
- 3 Wasa® fibres

Brochette d'espadon aux épices (pour 1 personne) → CG = 1,5

Coupez 150 g de steak d'espadon en gros cubes, puis mélangez-les avec 1 gousse d'ail hachée, ½ c. à c. de paprika, 1 pincée de piment doux, 1 filet de jus de citron, 1 c. à s. d'huile d'olive et 1 c. à c. de miel d'acacia. Laissez macérer pendant 1 h. Enfilez les morceaux de poisson sur 1 ou 2 piques à brochette et faites cuire dans une poêle antiadhésive pendant 2 à 3 min. Salez, saupoudrez de graines de sésame et dégustez.

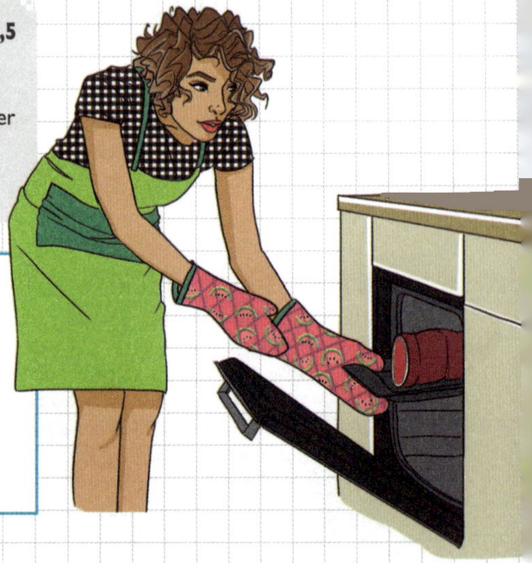

Besoin de souffler ? De faire un « repas plaisir » ? C'est normal… et même recommandé ! De toute façon, vous finiriez par craquer, alors prévoyez de temps en temps un bon cheat meal (une fois par semaine), à la place d'un des menus proposés, histoire de faire retomber la « pression » (voir p. 49) !

JOUR 6

→ CG = 24 *Déjeuner*

- Chou rouge râpé + vinaigrette légère
- 1 steak haché à 5 % de matière grasse
- 150 g de spaghettis cuits *al dente* + 3 à 4 c. à s. de sauce tomate du commerce
- 1 compote sans sucre ajouté

→ CG = 9 *Goûter*

- 1 smoothie à la mangue

Smoothie à la mangue (pour 1 personne) → CG = 9

Mettez dans le bol d'un blender 100 g de mangue coupée en morceaux (placée au réfrigérateur 1 h avant pour qu'elle soit bien froide). Ajoutez 1 yaourt nature et mixez jusqu'à l'obtention d'une préparation bien veloutée (ajustez la consistance en ajoutant un peu d'eau fraîche si nécessaire).

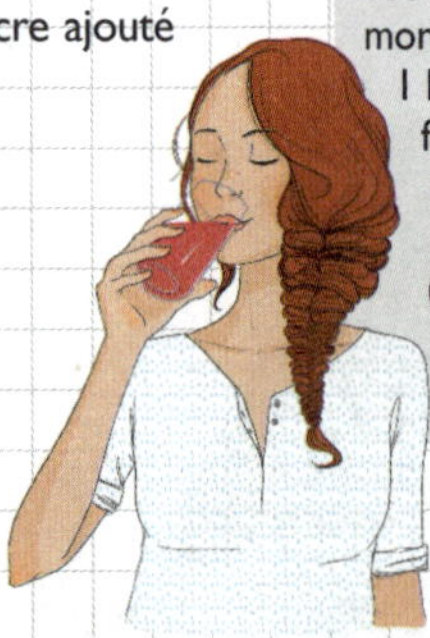

→ CG = 20 *Dîner*

- Concombre, sauce yaourt et menthe
- 100 g de blanc de poulet grillé
- 150 g de blé type Ebly® + 200 g de poêlée de légumes du commerce
- 1 infusion + 10 g de chocolat noir à 70 % de cacao

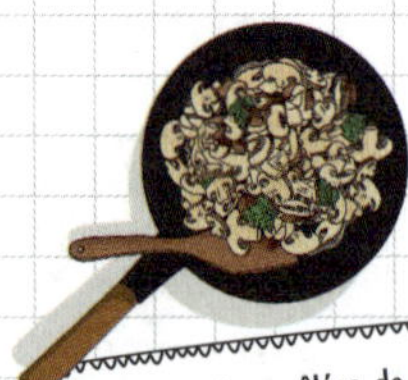

Choisissez des poêlées de légumes sans pommes de terre (poêlée forestière ou méridionale par exemple)…

JOUR 7

→ CG = 15 Déjeuner

- Taboulé de quinoa (100 g) au saumon frais (100 g), tomate, oignon rouge, concombre
 \+ vinaigrette légère
- Fromage blanc nature
 \+ 2 c. à s. de fruits rouges (frais ou décongelés)
 \+ 1 c. à c. de sirop d'agave
- 2 Wasa® fibres

Nicecream est la contraction de « banana ice cream » ! Découvrez vite cette crème glacée ultra-healthy prête en 2 minutes seulement !

→ CG = 8 Goûter

- 1 nicecream aux cerises

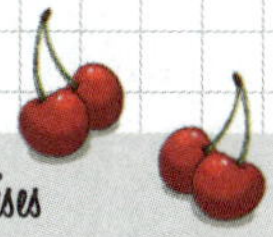

Nicecream aux cerises (pour 1 personne) **→ CG = 8**

Mettez dans le bol d'un blender 50 g de rondelles de banane congelées et 50 g de cerises dénoyautées surgelées. Mixez avec 1 c. à c. de jus de citron, 1 c. à s. de lait (de vache ou végétal) et 10 g de sirop d'agave. Dégustez aussitôt !

→ CG = 16 Dîner

- 1 bol de gaspacho de tomates du commerce (rayon frais)
- 2 œufs coque
 \+ mouillettes faites avec 50 g de pain intégral grillé
- Salade d'endives
 \+ vinaigrette légère
- 1 infusion
 \+ 10 g de chocolat noir à 70 % de cacao

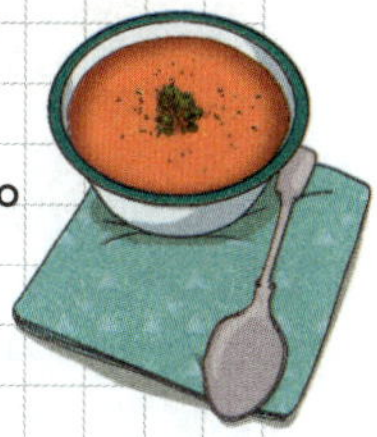

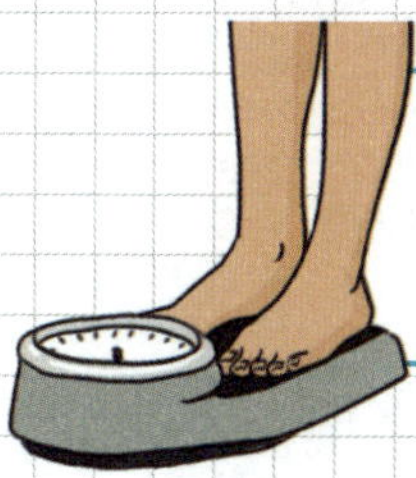

Vous avez déjà terminé votre première semaine low carb… Bravo ! Vous devez déjà vous sentir plus légère, pensez à vérifier votre poids sur la balance !

2e semaine

JOUR 1

→ CG = 16 Déjeuner

- 1 cuisse de poulet rôti (sans la peau)
- Aubergines grillées au four
 \+ 100 g de semoule de couscous complète
- 1 clémentine

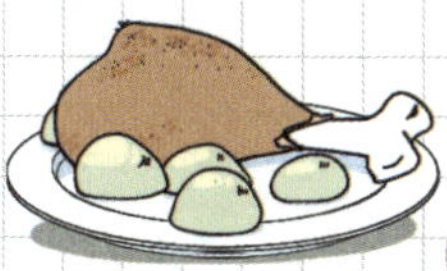

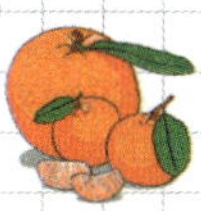

→ CG = 12 Goûter

- 1 smoothie banane

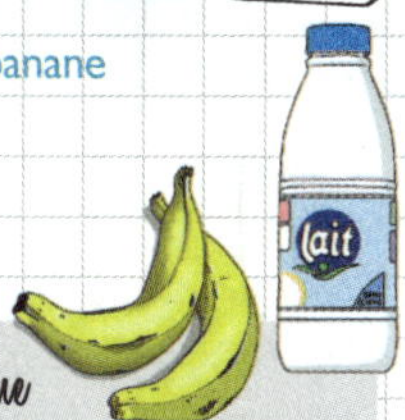

Smoothie banane (pour 1 personne) **→ CG = 12**

Mixez 15 cl de lait (de vache ou d'amandes) avec 1 banane jaune coupée en rondelles et 1 c. à c. de sirop d'agave. Ajoutez 2 glaçons et mixez à nouveau. Dégustez bien frais.

→ CG = 6 Dîner

- Salade d'endives au comté (30 g) et noix (3) + vinaigrette légère
- 2 tranches de jambon cru dégraissé
- 2 Wasa® fibres
- 1 infusion
 \+ 10 g de chocolat noir à 70 % de cacao

Pour limiter les apports en graisses quand vous cuisinez les légumes, utilisez un spray à huile, très pratique !

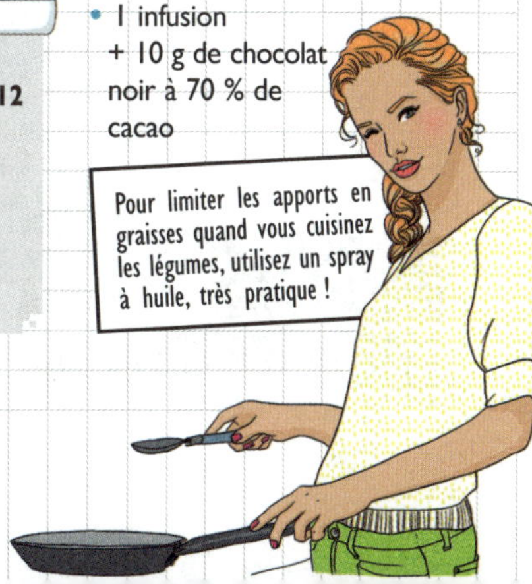

JOUR 2

Déjeuner → CG = 12,5

- ½ pamplemousse
- 1 tranche de rôti de veau dégraissé
- 200 g de petits pois en conserve
- 1 petit-suisse nature + 1 c. à s. de coulis de fruits

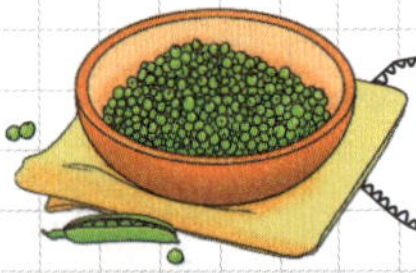

Les petits pois comptent comme légumes… et féculents ! (CG = 8,8 pour 200 g)

Coulis de fruits (pour 1 petit bol)

→ CG = 0,5 par portion (1 à 2 c. à s.)

Mixez finement 250 g de fruits frais ou surgelés (mangue ou fruits rouges) avec 2 c. à s. de jus de citron et 3 c. à s. de sirop d'agave. Versez dans un pot hermétique et conservez au frais pendant 1 bonne semaine.

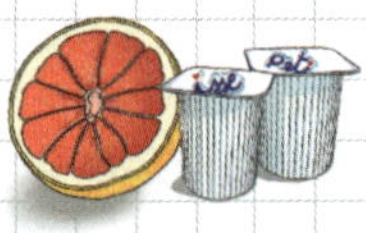

Pensez à enlever le « gras visible » des viandes !

Dîner → CG = 25

- Soupe de poireau au curry
- Carpaccio de bœuf
- Salade de roquette + vinaigrette légère
- 1 pomme
- 2 Wasa® fibres

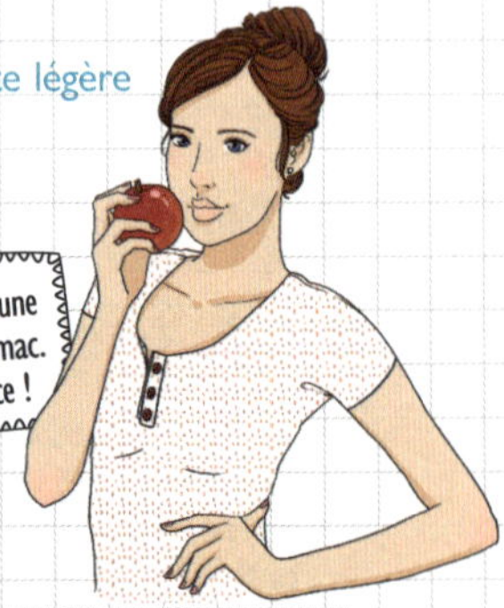

La pomme est riche en pectine, une sorte de fibres qui gonfle dans l'estomac. Résultat : un effet coupe-faim efficace !

Soupe de poireau au curry (pour 1 personne)

→ CG = 13

Lavez et émincez 1 poireau. Épluchez et émincez 1 échalote. Épluchez et coupez en cubes 100 g de patate douce. Mettez le tout dans une casserole, couvrez d'eau, salez et ajoutez ½ c. à c. de curry en poudre. Faites cuire pendant 15 à 20 min. Mixez en fin de cuisson.

JOUR 3

Déjeuner → CG = 17

- Filet de truite au four
- Chou vert braisé
- 1 faisselle de chèvre + 1 c. à c. de miel d'acacia
- 50 g de pain intégral

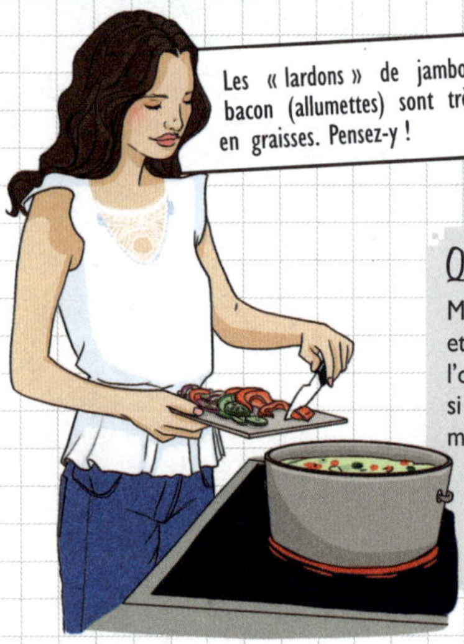

Les « lardons » de jambon ou de bacon (allumettes) sont très pauvres en graisses. Pensez-y !

Dîner → CG = 17

- 1 part de quiche au jambon
- Salade verte + vinaigrette légère
- Salade d'oranges

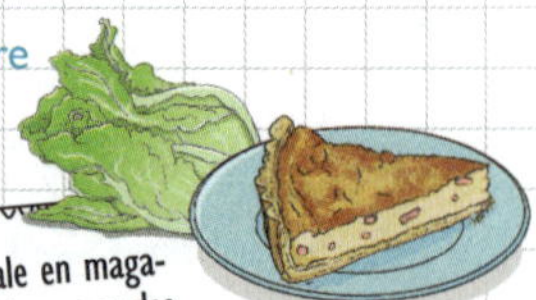

Vous trouverez de la farine intégrale en magasin bio ou au rayon bio de certaines grandes surfaces. Vérifiez bien le « type » (lettre T suivie de 2 ou 3 chiffres) : la farine intégrale est la T150.

Quiche au jambon (pour 4 personnes)

→ CG = 12 par personne

Mélangez 150 g de farine de blé intégrale (T150) avec 50 g de poudre d'amandes et 1 pincée de sel. Ajoutez 7 cl d'huile d'olive et 7 cl d'eau. Mélangez jusqu'à l'obtention d'une boule compacte mais pas trop collante (ajoutez un peu d'eau si besoin). Placez la pâte au réfrigérateur pendant 30 min, puis étalez-la dans un moule à tarte. Piquez délicatement le fond avec une fourchette, puis répartissez dessus 150 g de dés de jambon. Dans un saladier, battez 3 œufs avec 20 cl de crème légère (ou de crème de soja) et 100 g de fromage râpé (de vache, de chèvre ou de brebis). Salez légèrement et versez sur la pâte. Enfournez à 180 °C (th. 6) pour 40 min environ.

JOUR 4

→ CG = 21 Déjeuner

- Champignons farcis au quinoa et tofu
- Courgettes sautées
- 1 yaourt velouté nature + 1 c. à s. de coulis de fruits
- 30 g de pain intégral

→ CG = 3,5 Goûter

- 1 boisson faite avec 20 cl d'eau de coco + 1 filet de jus de citron + 1 c. à c. de sirop d'agave (mélangez bien) + 1 rondelle de citron et quelques framboises pour le décor

→ CG = 16 Dîner

- Velouté de lentilles corail et butternut
- 2 Wasa® fibres tartinées avec 30 g de fromage frais de chèvre et des sardines écrasées
- Salade de mâche + morceaux de pamplemousse + vinaigrette légère
- 1 infusion + 10 g de chocolat noir à 70 % de cacao

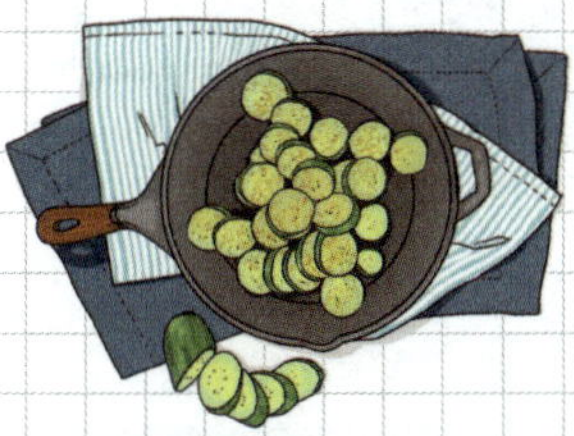

L'eau de coco est pauvre en sucre (3 à 4 %). Elle permet de faire des cocktails sans alcool et de délicieuses boissons désaltérantes !

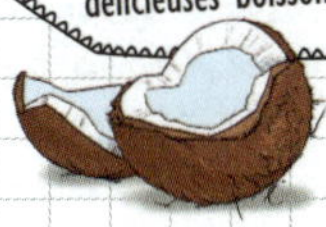

Les lentilles n'ont pas besoin d'être trempées avant la cuisson. Elles sont faciles à digérer, surtout quand elles sont consommées en soupe ou en purée (les fibres sont « cassées »).

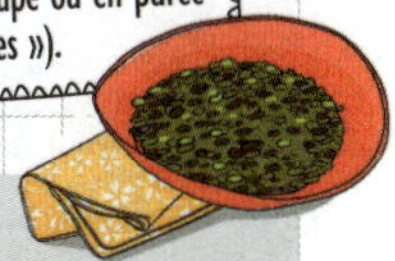

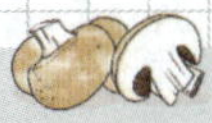

Champignons farcis au quinoa et tofu (pour 1 personne)

→ **CG = 10**

Lavez 4 gros champignons à farcir et enlevez les pieds. Mélangez 100 g de quinoa cuit avec 50 g de tofu fumé coupé en petits cubes, 1 échalote émincée, 3 tomates séchées hachées et du persil ciselé. Farcissez les champignons, rangez-les dans un plat à gratin et enfournez à 180 °C (th. 6) pour 20 min (si vous avez trop de farce, disposez-la autour des champignons dans le plat).

Velouté de lentilles corail et butternut (pour 4 personnes)

→ **CG = 9 par personne**

Lavez 200 g de lentilles corail sèches à l'eau claire, puis égouttez-les. Coupez 800 g de courge butternut en gros cubes (vous pouvez conserver la peau). Épluchez et émincez 1 oignon et faites-le revenir avec 1 c. à s. d'huile d'olive. Ajoutez la courge, les lentilles, mélangez et couvrez d'eau. Salez, ajoutez 1 c. à c. de curcuma et laissez cuire 25 min après ébullition. Mixez, rectifiez l'assaisonnement si besoin et ajoutez un peu d'eau si vous désirez une soupe plus fluide.

JOUR 5

→ CG = 27 Déjeuner

- Tomate + 30 g de mozzarella (¼ de boule) + basilic
- Escalope de dinde grillée avec des épices
- Poêlée de poivrons + 100 g de riz basmati
- 1 banane pas trop mûre

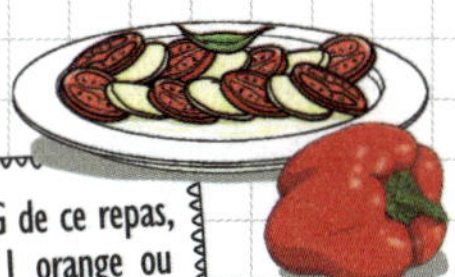

Si vous voulez réduire la CG de ce repas, remplacez la banane par 1 orange ou un ramequin de fraises (selon la saison).

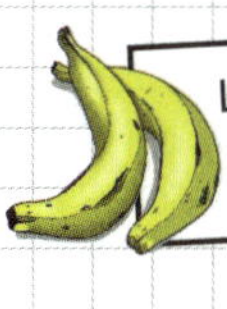

Les bananes ont un IG correct (50) si elles ne sont pas trop mûres : choisissez-les encore jaunes, sans tache noire qui montre un état de mûrissement avancé.

→ CG = 18 Dîner

- 2 tranches de jambon de dinde
- Clafoutis de potimarron
- 1 poire
- 2 Wasa® fibres

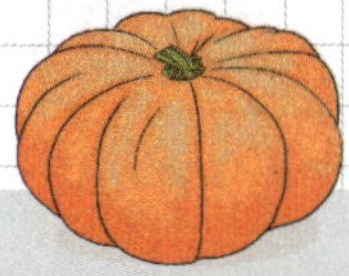

Clafoutis de potimarron (pour 4 personnes)

→ **CG = 8 par personne**

Coupez et enlevez les graines d'un potimarron (il vous en faut 1 kg). Lavez-le et coupez-le en cubes (vous pouvez conserver la peau). Faites-le cuire à la vapeur jusqu'à ce qu'il soit fondant, puis écrasez-le à la fourchette. Dans un saladier, battez 3 œufs avec 25 cl de lait (de vache ou végétal, sans sucre), puis intégrez le potimarron et 100 g de fromage râpé. Salez, poivrez et ajoutez un peu de muscade. Mélangez et versez dans un moule antiadhésif. Enfournez à 180 °C (th. 6) pour 40 min.

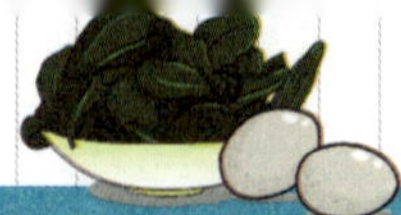

JOUR 6

→ CG = 21 Déjeuner

- Salade mexicaine + vinaigrette légère
- 30 g de tomme de chèvre
- 2 kiwis
- 30 g de pain intégral

→ CG = 2 Goûter

- 1 bol de fraises

→ CG = 8 Dîner

- Omelette aux champignons (faite avec 2 œufs)
- Épinards sautés
- 1 petit-suisse nature + 1 c. à s. de coulis de fruits
- 3 Wasa® fibres

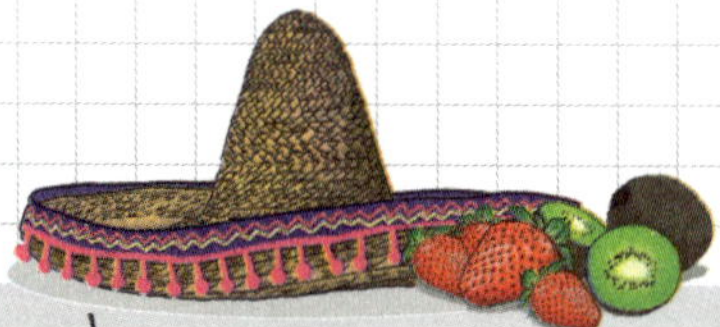

Salade mexicaine (pour 1 personne) **→ CG = 8**

Égouttez et émiettez grossièrement ½ boîte de thon au naturel. Lavez et coupez 100 g de tomates cerise en deux. Ajoutez 100 g de haricots rouges cuits égouttés, le thon, quelques lamelles de poivron jaune ou rouge et 2 poignées de mâche. Saupoudrez de graines de courge (ou de tournesol).

Les légumes secs (haricots rouges ou blancs, flageolets...) sont riches en protéines végétales, mais aussi en fibres, magnésium, calcium, potassium...

JOUR 7

→ CG = 30 Brunch

- Thé ou café
- 1 œuf au plat sur salade de mâche
- 2 à 3 tranches de pain intégral (75 g environ) + beurre
- Verrine de fromage blanc à la poire

→ CG = 7 Goûter

Un petit creux ? Ne restez pas avec votre ventre qui crie famine !
Grignotez quelques amandes (10 environ), 3 abricots secs et buvez un grand verre d'eau ou une infusion.

→ CG = 20 Dîner

- Carottes râpées et graines de courge + vinaigrette au citron
- Lotte au curry
- 150 g de quinoa
- 1 compote sans sucre ajouté

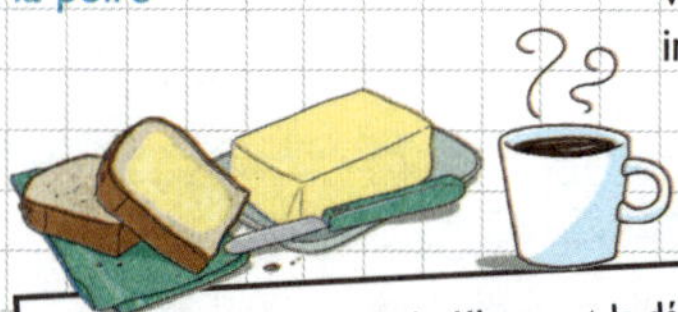

Le brunch remplace le petit déjeuner et le déjeuner. Vous pouvez augmenter la CG de ce repas !

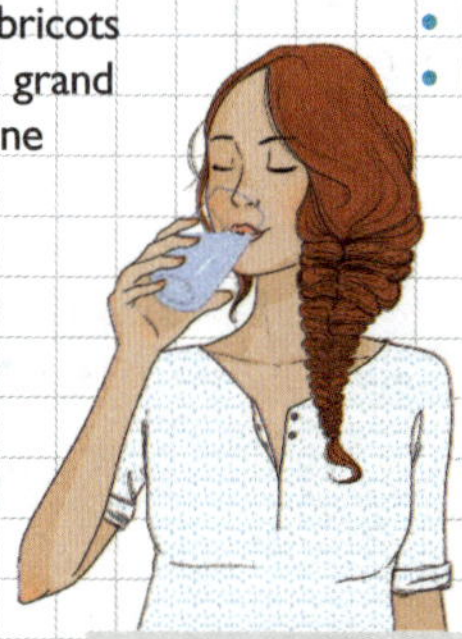

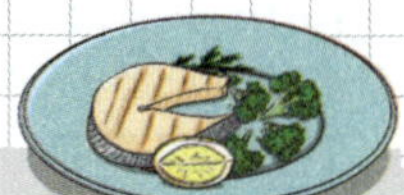

Verrine de fromage blanc à la poire (pour 1 personne) **→ CG = 14**

Mélangez 150 g de fromage blanc avec 2 c. à c. de sucre de coco. Placez la moitié de ce fromage blanc dans une grande verrine (ou un verre) et ajoutez 1 poire coupée en morceaux. Versez le reste du fromage blanc et saupoudrez avec 10 noisettes hachées et quelques copeaux de chocolat noir.

Lotte au curry (pour 4 personnes) **→ CG = 3 par personne**

Épluchez et hachez 1 oignon. Faites-le revenir dans une cocotte, saupoudrez de curcuma et de gingembre, puis ajoutez 1 bocal de tomates concassées et 15 cl de lait de coco. Intégrez 4 beaux morceaux de lotte et faites cuire jusqu'à ce que la lotte soit fondante, environ 15 min. Salez en fin de cuisson.

3e semaine

Si votre CG max est de 60, mais que vous n'êtes pas rassasiée avec les quantités correspondantes, passez à 70 ou 80. Inversement, si vous ne constatez aucune perte de poids, revoyez votre CG à la baisse (réduisez les quantités de féculents/pain) !

JOUR 1

Déjeuner → CG = 10

- Tomate + vinaigrette légère
- 1 tranche de gigot d'agneau
- 150 g de flageolets en conserve
- Faisselle nature (de vache ou de chèvre) + 1 c. à c. de miel d'acacia

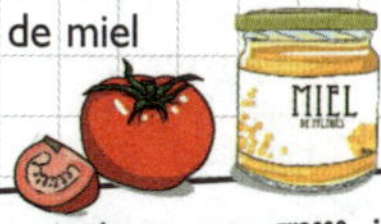

Le gigot d'agneau est une viande un peu grasse : enlevez le « gras visible » et laissez-le dans l'assiette !

Dîner → CG = 22

- Salade de haricots verts
- 1 ou 2 tranches de jambon blanc
- 1 pomme cuite à la cannelle
- 50 g de pain intégral

La pomme révèle toute sa saveur sucrée quand elle est cuite ! Enlevez simplement son trognon, déposez dans le creux 1 noisette de beurre, saupoudrez-la de cannelle avant de la cuire au four pendant 30 min environ.

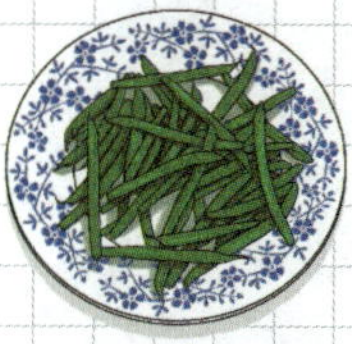

Salade de haricots verts (pour 1 personne)

→ **CG = 2**

Faites cuire à la vapeur 200 g de haricots verts (frais ou surgelés) et laissez-les refroidir. Coupez 30 g de feta en petits morceaux et mélangez avec les haricots. Saupoudrez de graines de sésame et de ciboulette ciselée, et mélangez avec un peu de vinaigrette légère.

JOUR 2

Déjeuner → CG = 19

- Salade de fenouil à l'orange
- Steak de soja (du commerce)
- 200 g de purée de céleri à la crème (surgelée)
- 1 yaourt nature (de soja, si vous préférez) + 1 c. à s. de coulis de fruits
- 30 g de pain intégral

Goûter → CG = 2

- 1 fromage blanc de brebis + 1 poignée de myrtilles écrasées (fraîches ou décongelées)

Dîner → CG = 20

- Taboulé de boulgour (150 g cuit), tomates cerise, concombre, oignon blanc, menthe, citron + 1 c. à c. d'huile d'olive
- Brochette de saint-jacques
- 1 infusion + 1 carré de chocolat noir à 70 % de cacao

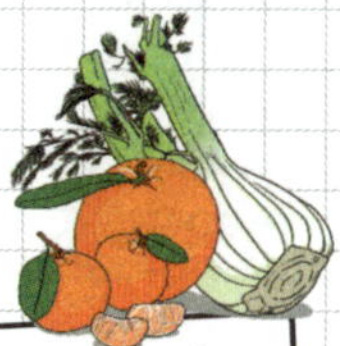

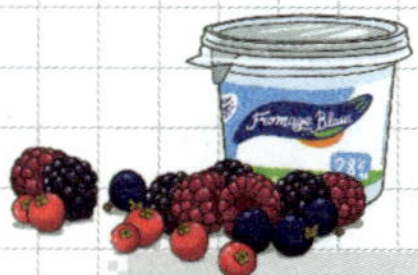

Choisissez bien vos steaks de soja : dans l'idéal, ils doivent apporter au moins 15 g de protéines et moins de 10 g de graisses (ces indications sont fournies sur l'emballage, dans le tableau nutritionnel).

Brochette de saint-jacques (pour 1 personne)

→ **CG = 0,5**

Lavez et essuyez soigneusement 100 g de noix de Saint-Jacques assez grosses. Coupez 3 tranches très fines de chorizo. Épluchez et coupez en tranches un peu épaisses ½ oignon rouge. Enfilez sur 1 pique à brochette les noix de Saint-Jacques avec les tranches de chorizo et d'oignon rouge. Faites cuire quelques minutes au gril (ou dans une poêle très légèrement huilée).

Le chorizo est riche en graisses, limitez la quantité à 3 tranches très fines !

Salade de fenouil à l'orange (pour 1 personne)

→ **CG = 5**

Lavez et émincez finement un bulbe de fenouil. Épluchez et coupez à vif ½ orange. Placez le fenouil sur une petite assiette, disposez les quartiers d'orange par-dessus. Assaisonnez avec une vinaigrette au citron.

JOUR 3

CHEAT MEAL → CG = 47 Déjeuner

Et si vous optiez pour un cheat meal aujourd'hui ? Faites-vous plaisir, vous l'avez bien mérité !

> Le *cheat meal*, c'est « l'écart » programmé… ou improvisé ! Pensez à bien apprécier ce moment ! Rendez-vous p. 49 pour plus d'infos.

- Salade verte (ça, c'est pour la bonne conscience !) + vinaigrette légère
- 1 steak grillé + moutarde
- 150 g de frites
- Panna cotta aux fruits rouges

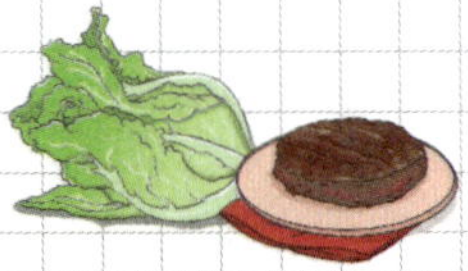

→ CG = 8 Dîner

- 4 ou 5 tranches de viande des Grisons ou 1 à 2 tranches de jambon blanc
- Brocoli sauté
- 1 fromage blanc + 1 c. à c. de sirop d'agave
- 2 Wasa® fibres

> La viande des Grisons fait partie des charcuteries pauvres en graisse, comme le jambon blanc et le bacon maigre (en fines rondelles) !

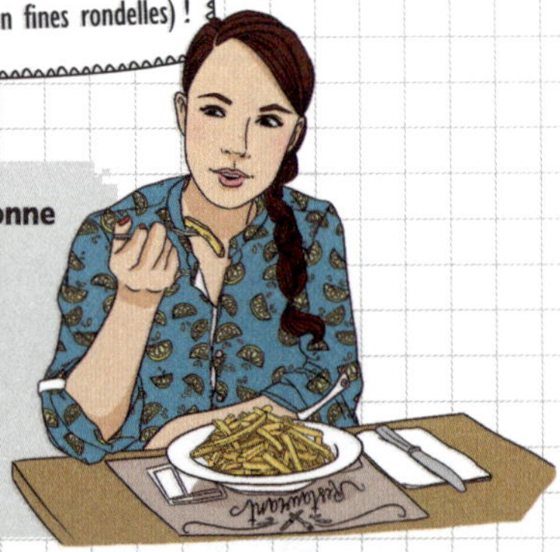

Panna cotta aux fruits rouges (pour 6 personnes) → CG = 3 par personne

Délayez 2 g d'agar-agar (1 stick) dans 25 cl de lait (de vache ou de soja). Ajoutez 25 cl de crème légère ou de soja et 40 g de sirop d'agave. Portez à ébullition dans une casserole pendant 1 min. Mélangez bien, puis versez dans 6 petits verres. Laissez refroidir complètement au frais (3 h). Décongelez 300 g de fruits rouges, gardez 3 c. à s. de fruits entiers pour le décor, et mixez le reste avec 2 c. à s. de jus de citron et 3 c. à s. de sirop d'agave. Réservez le tout au réfrigérateur pendant 2 h. Au moment de servir, versez le coulis sur les crèmes et décorez avec les fruits rouges réservés.

JOUR 4

→ CG = 19 Déjeuner

- Concombre, menthe fraîche + vinaigrette légère
- Poulet à la mexicaine
- 150 g de quinoa cuit
- 1 compote sans sucre ajouté

→ CG = 18 Dîner

- 1 ou 2 œufs à la coque + 30 g de pain intégral en mouillettes
- Salade de roquette, tomates cerise et tomme de chèvre (30 g) + vinaigrette
- ¼ d'ananas

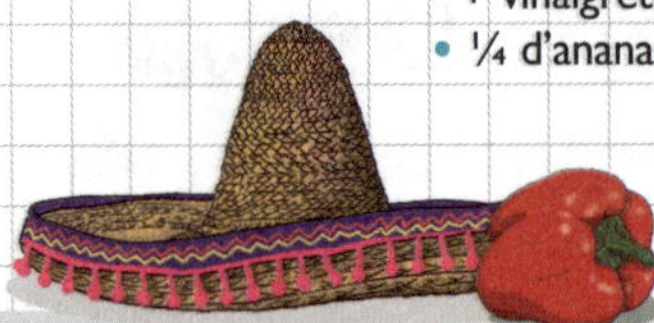

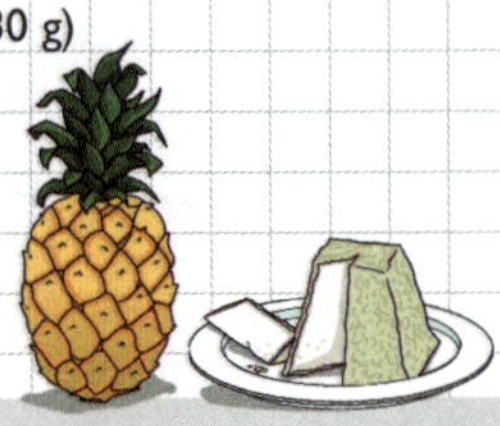

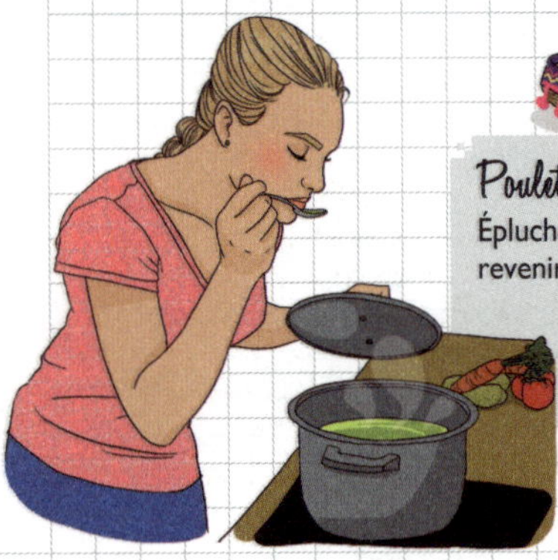

Poulet à la mexicaine (pour 1 personne) → CG = 2

Épluchez et émincez 1 échalote. Lavez et coupez en lanières 1 poivron rouge. Faites revenir les légumes avec 1 c. à c. d'huile d'olive, saupoudrez de mélange tex-mex (ou de chili en poudre), salez, couvrez et laissez cuire à feu doux pendant 20 min. Coupez en lanières 1 blanc de poulet, puis ajoutez-le dans la poêle. Poursuivez la cuisson pendant 5 min.

JOUR 5

→ CG = 18 Déjeuner → CG = 7 Goûter → CG = 12 Dîner

Encore une journée veggie ! C'est bon pour la santé, la planète et le porte-monnaie !

Déjeuner (→ CG = 18)

- Salade veggie
- 1 pomme
- 1 Wasa® fibres
- 1 café + 10 g de chocolat noir à 70 % de cacao

Goûter (→ CG = 7)

- Chocolat chaud healthy

Dîner (→ CG = 12)

- Salade de lentilles vertes (100 g), endives, tofu mariné aux herbes (50 g) et dés de comté (30 g) + vinaigrette légère
- 1 compote sans sucre ajouté

Variez vos salades veggie : remplacez les pois chiches par des lentilles (jaunes, vertes, beluga…), ajoutez un peu de quinoa ou de riz complet, substituez les graines de sésame à des cacahuètes concassées…

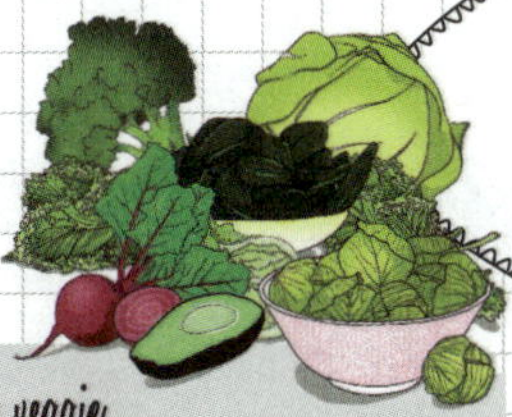

Salade veggie (pour 1 personne) → CG = 7

Égouttez et rincez 100 g de pois chiches. Ajoutez 1 œuf dur, 2 c. à s. de carottes râpées, 1 tomate coupée en morceaux et 2 cœurs de palmier en tronçons. Saupoudrez de graines de sésame et assaisonnez avec de la vinaigrette légère.

Chocolat chaud healthy (pour 1 personne) → CG = 7

Délayez 1 c. à c. de cacao sans sucre avec 2 c. à s. de lait végétal (avoine ou amandes). Ajoutez 15 cl de lait, 1 c. à c. de miel d'acacia et 1 petit bâton de cannelle. Faites chauffer et infuser pendant 2 à 3 min. Retirez le bâton de cannelle et dégustez.

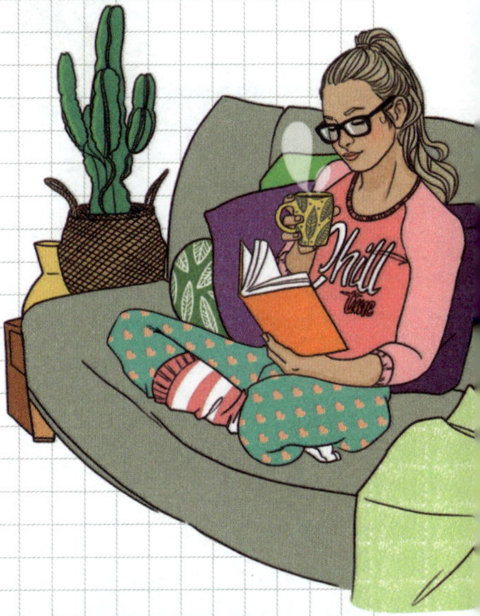

JOUR 6

→ CG = 22,5 Déjeuner → CG = 18 Dîner

Déjeuner (→ CG = 22,5)

- Papillote de saumon
- 150 g de riz basmati + fenouil braisé
- Yaourt brassé nature + 1 c. à s. de coulis de fruits

Dîner (→ CG = 18)

- Poulet rôti
- Wok de légumes variés aux vermicelles de soja
- 1 pomme

Choisissez bien vos vermicelles de soja : ils doivent être 100 % soja ! (Certains produits contiennent jusqu'à 40 % d'amidon de maïs ou de pomme de terre.) Dirigez-vous vers les magasins de produits asiatiques pour en trouver.

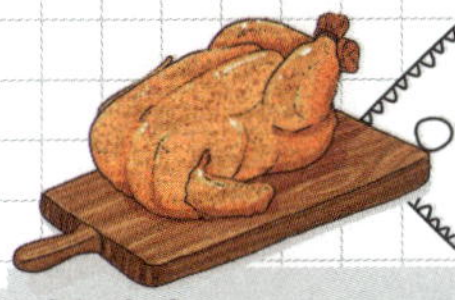

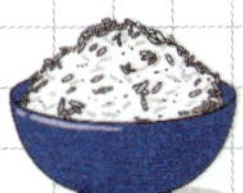

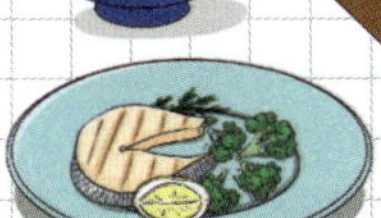

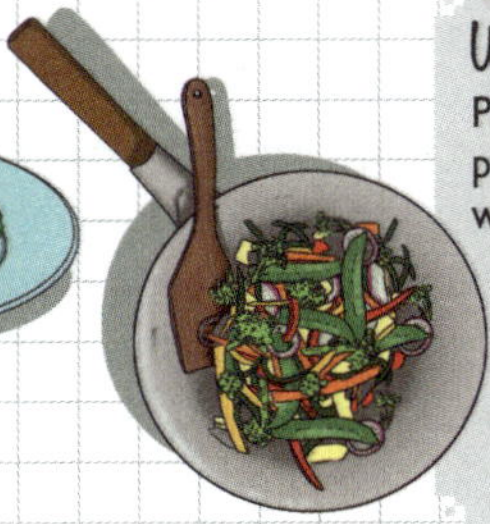

Wok de légumes variés aux vermicelles de soja (pour 1 personne) → CG = 9,5

Pelez et émincez 1 échalote ou ½ oignon. Lavez et coupez ½ courgette en petits cubes. Mettez 1 c. à c. d'huile d'olive ou de coco désodorisée dans un wok ou une petite sauteuse, puis faites revenir les légumes à feu assez vif pendant quelques minutes. Ajoutez 1 c. à s. de sauce soja et 1 grosse poignée de chou chinois émincé et laissez cuire à feu plus doux jusqu'à ce que les courgettes soient cuites mais encore un peu croquantes. Plongez 30 g de vermicelles de soja dans de l'eau bouillante pendant 3 à 5 min et ajoutez-les dans le wok. Mélangez et saupoudrez d'1 c. à s. de cacahuètes concassées.

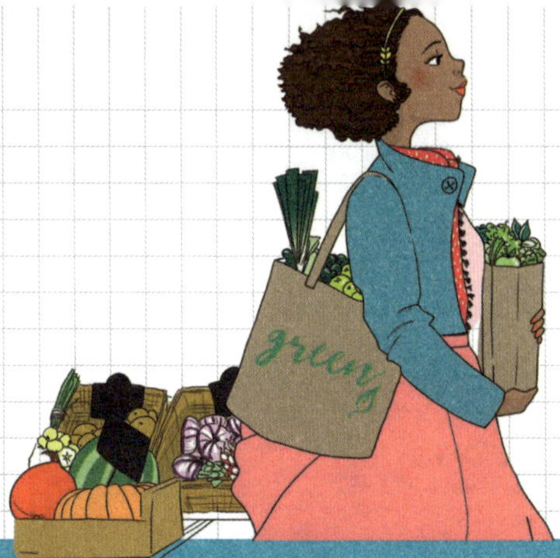

JOUR 7

→ CG = 28 Brunch

- Thé ou café
- Entremets aux graines de chia et aux fruits
- 75 g de pain intégral + beurre + 2 tranches de jambon de dinde

→ CG = 7 Goûter

- 1 fromage blanc au lait de brebis + 1 c. à s. de coulis de fruits
- 2 biscottes complètes + beurre

→ CG = 26,5 Dîner

- Salade de patate douce
- 2 tranches de jambon cru dégraissé
- 1 pomme

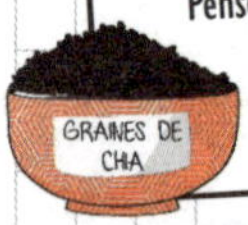

Pensez à préparer votre entremets la veille : les graines de chia auront ainsi tout le loisir de bien gonfler ! Vous en trouverez facilement en magasin bio ou asiatique.

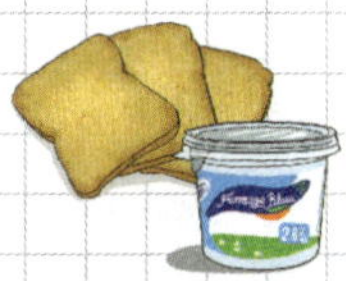

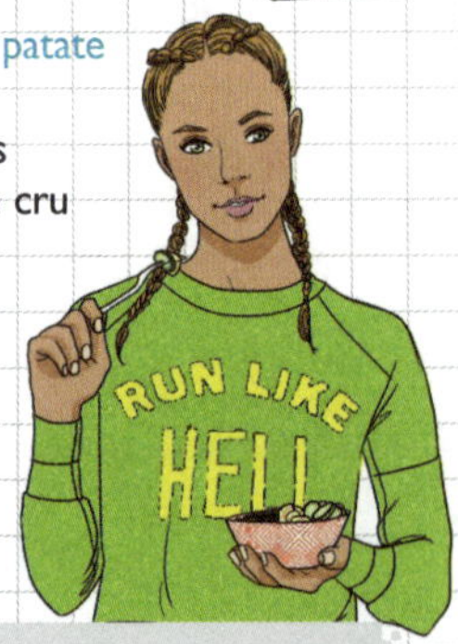

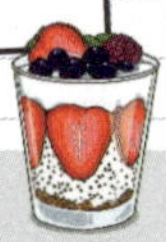

Entremets aux graines de chia et aux fruits (pour 1 personne)

→ CG = 11

La veille, mélangez 1 yaourt nature (de vache ou de soja) avec 1 c. à s. rase de graines de chia et 1 c. à c. de sirop d'agave. Le matin, ajoutez 1 ou 2 c. à s. de lait (si vous souhaitez un mélange moins épais). Versez dans une coupe à glace. Coupez ½ banane jaune en rondelles. Mélangez avec 100 g de fruits de saison coupés en morceaux (poire, pêche, fraises…). Ajoutez les fruits sur l'entremets et dégustez.

Salade de patate douce (pour 2 personnes)

→ CG = 18 par personne

Faites cuire 1 patate douce à chair orangée (300 g) à l'eau salée pendant 20 min environ et laissez refroidir. Mélangez 4 grosses poignées de mesclun avec 250 g de tomates cerise coupées en deux. Ajoutez la patate douce, ½ avocat coupé en lamelles et 2 poignées de haricots mungo (pousses de soja). Assaisonnez avec de la vinaigrette légère et saupoudrez d'1 c. à s. de graines (de sésame, de courge…).

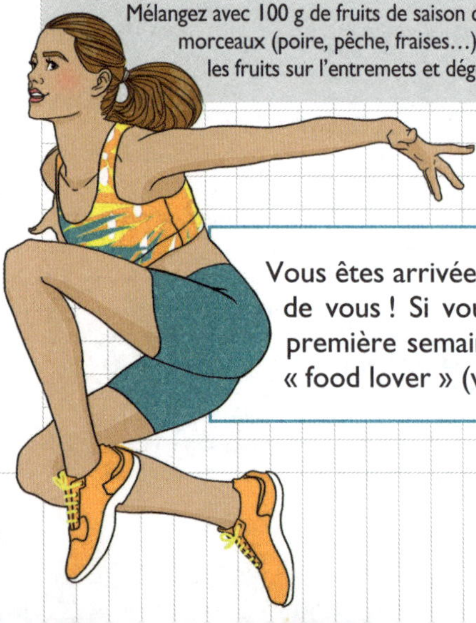

Vous êtes arrivée au bout de vos 3 semaines de menus, soyez fière de vous ! Si vous avez encore du poids à perdre, revenez à la première semaine. Vous pouvez aussi suivre les menus du profil « food lover » (voir p. 52) qui est assez proche du vôtre.

Mon programme fitness et bien-être

Objectif : un corps tonique

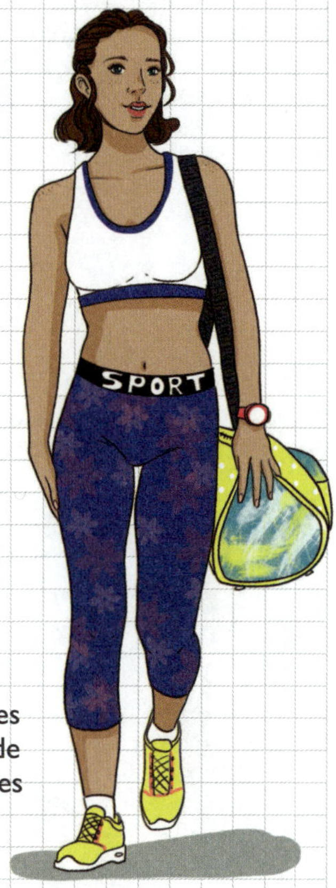

Manger low carb, c'est déjà très bien, mais c'est encore mieux si vous y associez un peu de work out ! N'oubliez pas que ce qui compte avant tout, ce ne sont pas les chiffres que vous indique la balance, c'est votre silhouette ! Si passer votre temps dans une salle de sport ne vous plaît guère et que vous préférez faire des exercices à la maison à votre rythme, lancez-vous des défis ludiques ! Voici quelques idées.

Pour modeler votre silhouette, il faut de la régularité ! L'idéal est de consacrer tous les jours 10 à 15 minutes pour travailler une partie du corps. Le lendemain, choisissez une autre partie, etc.

Défi n° 1 : un ventre plat !

Le pont : allongez-vous et plaquez bien votre dos au sol, jambes pliées et pieds écartés de la largeur du bassin. Mettez les mains de chaque côté de la tête, expirez et décollez lentement les épaules et le haut du dos, en regardant vers le plafond et en serrant le ventre. Inspirez en revenant à la position initiale.

Nombre de répétitions : 10 à 15
Temps de récupération : 15 à 30 s
Nombre de séries : 3 à 5

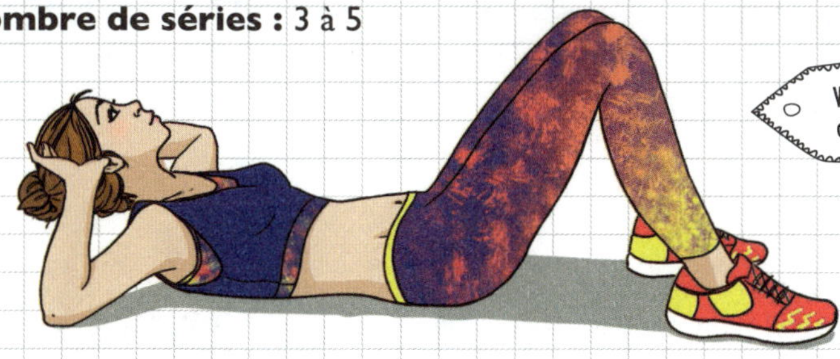

Variez les « plaisirs » avec les crunchs obliques !

Défi n° 2 : des cuisses élancées et des fesses bien fermes !

Fentes avant : debout, pieds joints, les mains sur les hanches, faites un pas en avant avec la jambe droite et descendez votre genou gauche jusqu'à ce qu'il frôle le sol. Gardez le dos bien droit. Revenez lentement à la position initiale.

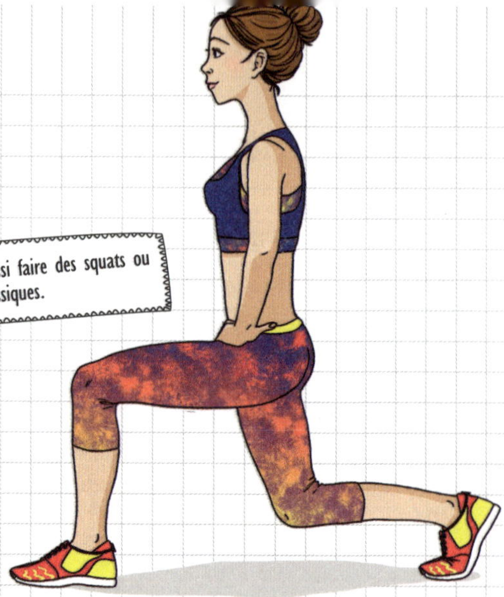

Nombre de répétitions : 15 fois chaque jambe
Temps de récupération : 15 à 30 s
Nombre de séries : 3 à 5

Vous pouvez aussi faire des squats ou des flexions classiques.

Défi n° 3 : des épaules sexy !

Dips : prenez appui avec les paumes des mains sur une chaise ou un autre support derrière vous, bras tendus. Avancez vos pieds : vos jambes doivent être fléchies et vos fesses dans le vide. L'exercice consiste à fléchir les bras (vous allez vite sentir le travail des triceps) et à revenir à la position tendue.

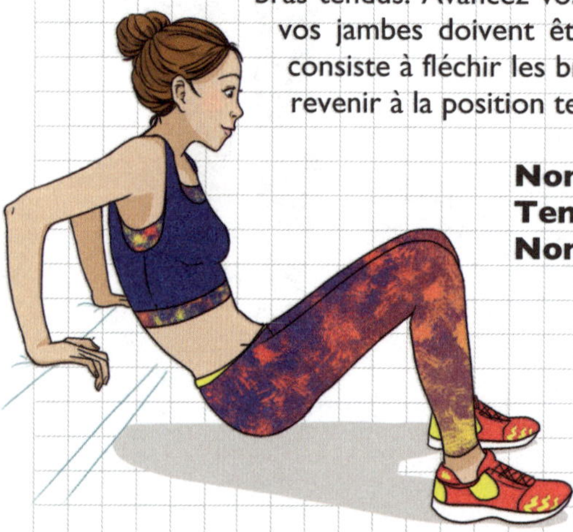

Nombre de répétitions : 10
Temps de récupération : 15 à 30 s
Nombre de séries : 3 à 5

Travailler le haut du corps est aussi important pour que votre silhouette soit bien harmonieuse. Ne négligez pas les dips ni les demi-pompes !

Je maîtrise mes envies high carb !

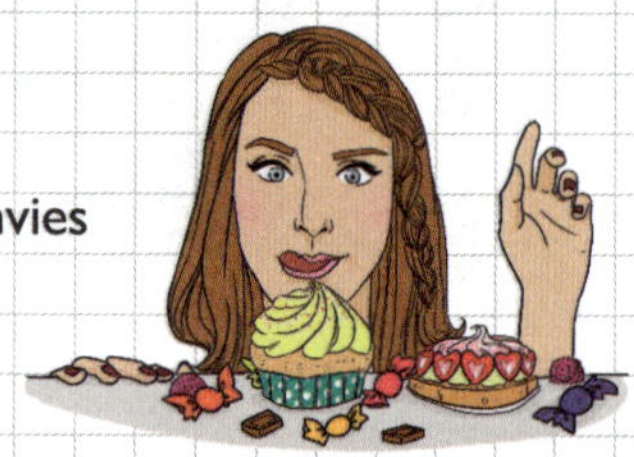

La théorie, c'est bien beau… mais quand vous êtes assaillie par les envies de frites, glaces, brioches ou autres aliments high carb, vous avez besoin de solutions rapides et efficaces. Voici donc quelques astuces naturelles pour maîtriser vos pulsions…

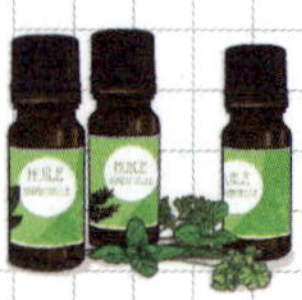

Mes solutions aroma

Pour couper les envies de sucre, testez l'huile essentielle de géranium rosat (*Pelargonium X asperum*) : 2 gouttes sur une boulette de mie de pain, à avaler.

Une envie de grignoter ? Huiles essentielles de cannelle de Ceylan écorce (*Cinnamomum zeylanicum*), girofle (*Syzygium aromaticum*), bergamote (*Citrus bergamis L.*) et camomille romaine (*Chamaemelum nobile*) : déposez 8 gouttes de chaque sur un stick à respirer.

Ma solution phyto

Si les envies de sucre sont fortes (fréquentes en début de programme), testez les ampoules de chrome (2 par jour pendant 15 jours) : cela peut permettre de passer le cap !

Et aussi…

→ Vous avez fini votre repas et devenez subitement obsédée par le snack chocolaté qui traîne dans le placard ? Allez vite vous brosser les dents (en principe, c'est radical !).

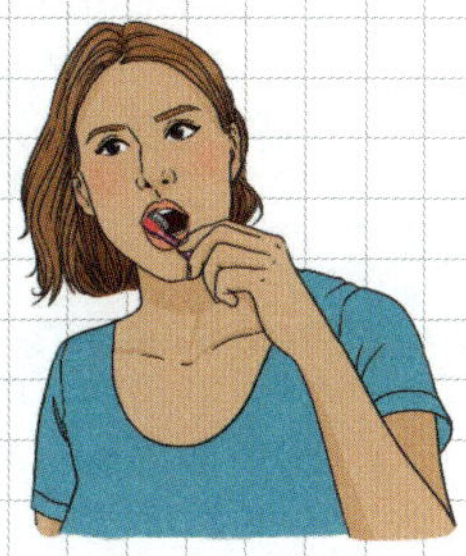

→ Vous rentrez du boulot et votre réflexe est d'ouvrir le frigo ? Bien souvent, il s'agit d'une habitude (un réflexe « conditionné ») que vous pouvez perdre assez vite : remplissez le réfrigérateur et le placard de produits low carb (compotes sans sucre ajouté, laitages nature, chocolat très noir, amandes…), faites une pause bien méritée et embrayez sur une activité !

Je domine mon stress

Les envies de manger sont parfois (souvent !) liées au stress… Si c'est le cas, essayez de travailler le cœur du problème avec une méthode anti-stress.

Je note ce qui marche le mieux pour moi :

- ……………………………………………………………………………
- ……………………………………………………………………
- ……………………………………………………………………
- ……………………………………………………………………
- ……………………………………………………………………
- ……………………………………………………………………
- ……………………………………………………………………

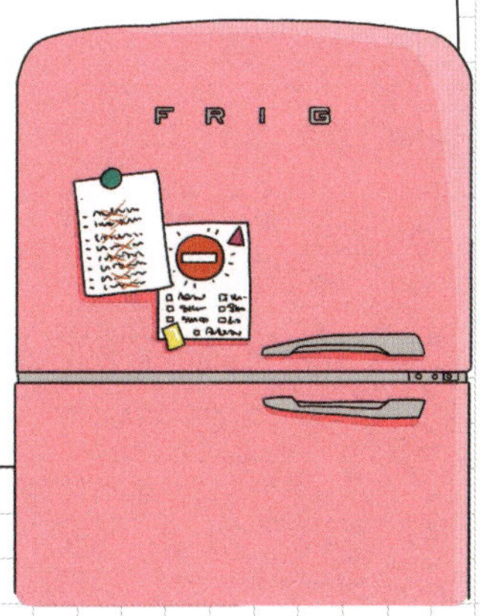

Faites votre choix :

- ❑ Je me détends et je travaille les muscles profonds avec le yoga ou le Pilates.
- ❑ Je me libère de mes pensées parasites avec la méditation ou la sophrologie.
- ❑ Je calme mes anxiétés avec la cohérence cardiaque (technique de respiration spécifique).
- ❑ Je me mets au fitpunch (voir p. 63) pour décharger mes émotions et me muscler en profondeur !
- ❑ J'aère mes neurones avec une bonne séance de running ou de marche rapide à l'extérieur !
- ❑ Autre : ....

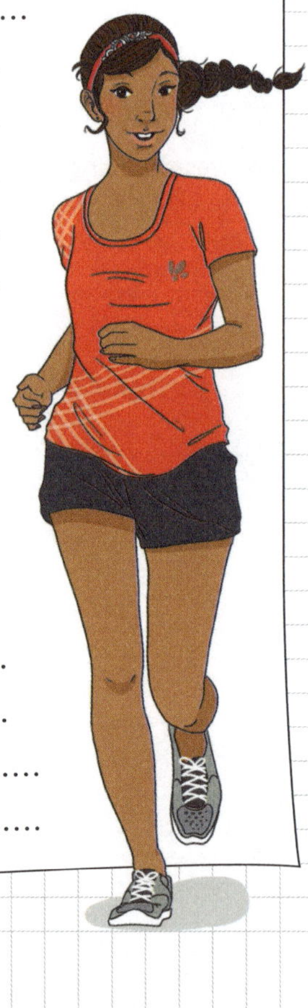

Chapitre 3

La food lover

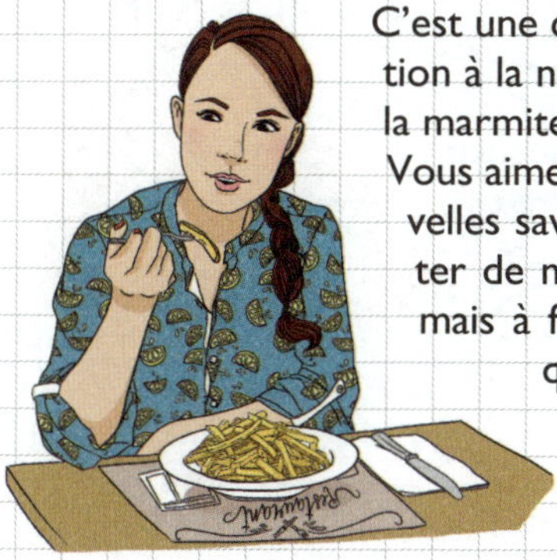

C'est une certitude : vous aimez manger (un peu trop !) et votre relation à la nourriture est passionnelle, du genre : « Je suis tombée dans la marmite quand j'étais petite ! »

Vous aimez vous mettre à table, aller au restaurant, découvrir de nouvelles saveurs… mais quand c'est bon, vous ne savez pas vous arrêter de manger ! Il est tout à fait légitime de se faire plaisir à table, mais à force de céder à vos envies, votre silhouette n'est plus ce qu'elle était ! Si à 16 ou 18 ans, on peut manger ce qu'on veut sans parfois prendre un gramme, ce n'est plus une réalité quelques années plus tard… Voici donc des conseils spécialement étudiés pour vous.

Je maîtrise mes envies

Pour commencer, sachez que l'alimentation low carb a un fort pouvoir rassasiant grâce à la maîtrise des IG (vous quittez la table rassasiée) et réduit les envies de manger entre les repas. Il faudra peut-être quelques jours pour que votre corps s'habitue à cette nouvelle façon de manger mais, ensuite, vos envies s'espaceront de plus en plus !

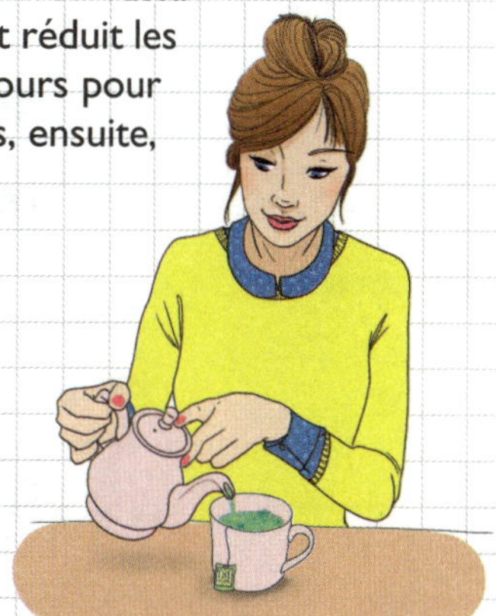

Je prends le temps de manger

En combien de temps prenez-vous votre repas : 10 minutes ? 15 minutes ? 20 minutes ? Prenez le temps de mastiquer et posez votre fourchette pour mieux apprécier votre repas, votre assiette ne va pas s'envoler !

Manger lentement permet de laisser le temps au cerveau de faire son travail de « caisse enregistreuse » : dès qu'il considère que la quantité de nourriture absorbée est suffisante, il envoie le signal de satiété. Mais ce mécanisme n'est pas instantané ! Un repas pris trop vite entraîne souvent une prise de nourriture excessive.

Vous avez encore faim en fin de repas ? Prenez un grand verre d'eau, un thé vert ou une tisane : parfois on confond la faim et la soif et cela remplit l'estomac en créant un effet « coupe-faim » !

J'arrête la nourriture doudou !

Cochez en toute honnêteté les affirmations qui vous correspondent :

Je mange le plus souvent en dehors des repas...

- ❑ Parce que j'ai faim (enfin, je crois...)
- ❑ Parce que j'ai envie de manger
- ❑ Par habitude
- ❑ Parce que j'ai envie de me faire plaisir

On peut donc manger par faim, envie, habitude ou plaisir ! Posez-vous cette question chaque fois que vous mangez !

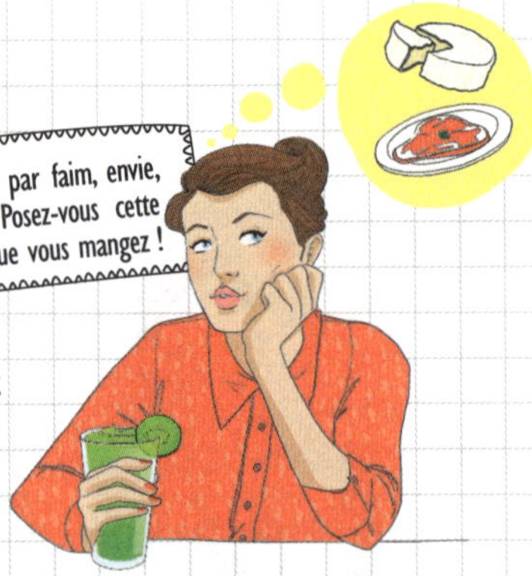

Bien souvent, manger répond à un besoin de réconfort. On appelle cela « la nourriture doudou ». Un stress, une angoisse soudaine... et hop ! Un morceau de chocolat par-ci, un bout de pain par-là... et un kilo de pris ! Prenez conscience de ce phénomène et adoptez une stratégie efficace de gestion du stress (yoga, cohérence cardiaque, qi gong...).

Mes petits plaisirs low carb ultra-sains

Il n'est pas question d'occulter complètement le plaisir... mais plutôt de le transformer en petite pause saine et équilibrée, et low carb de préférence ! Voici quelques exemples...

Je remplace :	Par...
• Des spaghettis à la carbonara	• Des spaghettis cuits *al dente* avec une sauce tomate
• Des frites	• Des patates douces cuites au four (en frites) et de la salade verte
• 1 banana split	• 1 banane peu mûre avec 1 coulis de chocolat noir à 70 % de cacao et quelques amandes effilées grillées
• 1 snack chocolaté	• 1 barre de céréales faite maison (voir recette p. 61)
• Des bonbons	• 1 dizaine d'amandes et 10 g de chocolat noir à 70 % de cacao

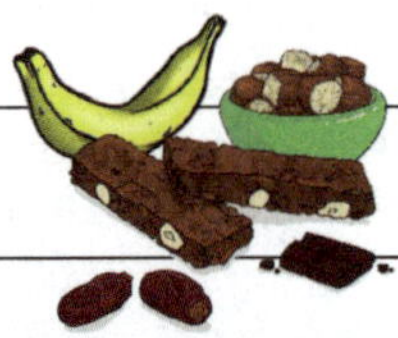

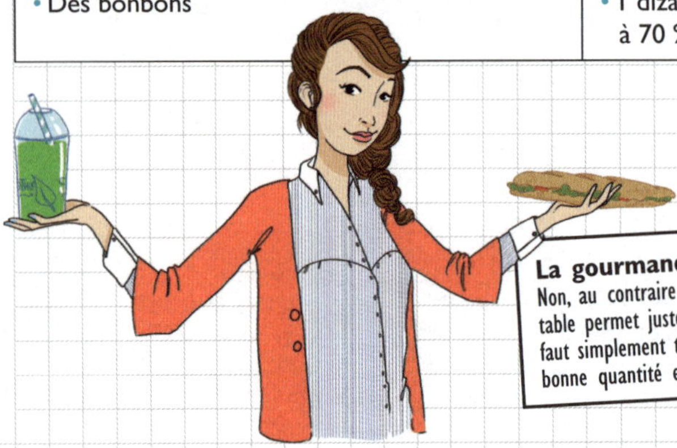

La gourmandise : un vilain défaut ?
Non, au contraire... à condition de la canaliser ! Se faire plaisir à table permet justement d'être mieux rassasiée, et plus rapidement. Il faut simplement trouver un compromis qui respecte sa silhouette : la bonne quantité et la bonne fréquence, qui dépendent de chacune !

Je me fais plaisir autrement

Manger est un plaisir, mais il existe de multiples autres façons de se faire du bien… sans nuire à sa silhouette :

- ❑ Une séance de work out avec les copines
- ❑ Un bon film au ciné avec mon Jules (sans pop-corn !)
- ❑ Un rendez-vous chez l'esthéticienne ou une séance de hammam
- ❑ Une nouvelle coupe de cheveux
- ❑ Une balade dans la nature en famille
- ❑ Autre : ....

Je note mon activité plaisir préférée :

....

....

Insérez dans votre emploi du temps des activités de détente et de plaisir !

Mes cheat meals

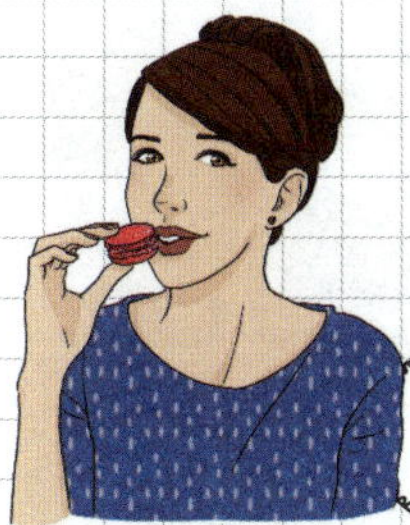

Le cheat meal, c'est le « repas triche », autrement dit le repas qui n'entre pas dans le programme ! Ce repas plaisir permet de faire une petite parenthèse, de se faire du bien et de limiter les frustrations qui peuvent se créer. Cela ne nuit pas à votre perte de poids dans la mesure où il n'est pas quotidien !

La bonne fréquence du cheat meal : une fois par semaine.

Les règles

- → Un cheat meal, ce n'est pas un cheat day ! Un « repas libre » suffit pour se faire plaisir, deux repas consécutifs, c'est déjà un gros écart !
- → Un cheat meal, ce n'est pas non plus un repas où « tout est permis » et au cours duquel vous ingurgitez une quantité astronomique de nourriture !
- → Un cheat meal se programme : ce n'est pas un écart à la volée qui risque de se transformer en dérapage incontrôlé ! Prévoyez-le, organisez-le et salivez à l'avance… C'est comme ça que vous l'apprécierez !

Les bienfaits

S'il aide à faire redescendre la pression du régime en se faisant vraiment plaisir, le cheat meal a un autre bienfait très intéressant sur la perte de poids.
Quand on suit un programme, l'organisme finit par s'y habituer (c'est la formidable capacité d'adaptation du corps humain !) et la perte de poids ralentit, et peut même stagner au bout d'un certain temps. Ce sont les fameux « paliers » que tout candidat à la minceur redoute ! Faire des cheat meals permet de casser la routine, de faire comprendre à son corps qu'il n'est pas en période de restriction et qu'il n'a pas besoin de se mettre en mode « économie d'énergie ».

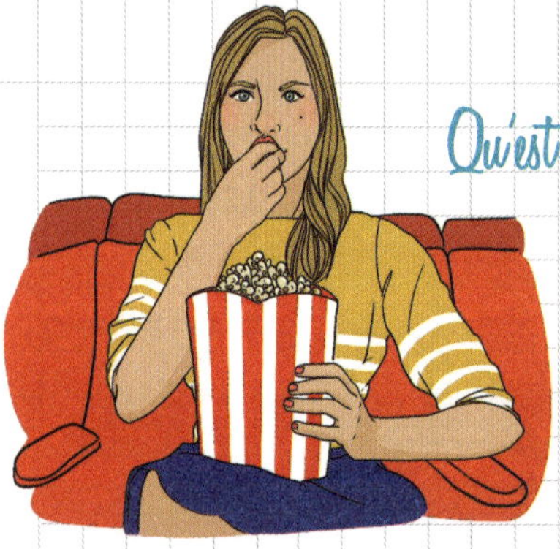

Qu'est-ce que je mange au cheat meal ?

Ce que vous voulez ! Pas question de calculer l'IG ni la CG ! Bien au contraire (bon, n'explosez pas le quota quand même !). Vous pouvez manger des frites bien croustillantes ou une assiette bien pleine de risotto, le dessert de vos rêves… Pensez simplement à apprécier ce repas à sa juste valeur, et à arrêter de manger quand vous n'avez plus faim.

Ma feuille de route low carb spéciale food lover

Mes repères

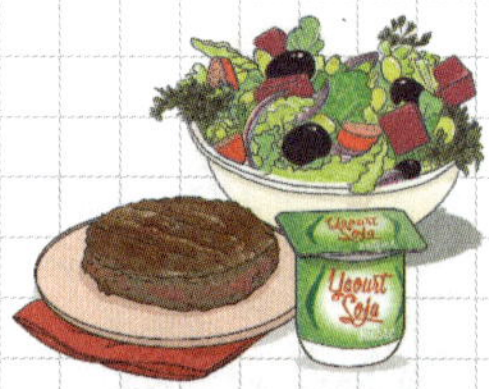

- Un petit déjeuner, un déjeuner et un dîner : c'est la formule gagnante. Si vous avez besoin d'un goûter, prenez-en un et allégez un peu le repas du soir.
- Faites des repas bien structurés (voir le tableau ci-dessous expliquant les repas structurés) qui vous permettront d'être rassasiée tout au long de la journée.

Petit déjeuner (voir exemples p. 51)	Déjeuner et dîner
Thé, café ou infusion Pain à IG bas (en quantité adaptée pour votre CG max) OU flocons de céréales à IG bas sans sucre (quinoa, orge, sarrasin, avoine, épeautre) 1 aliment protéiné (laitage, fromage, jambon, œuf…) +/- 1 fruit	Légumes à volonté (crudités et/ou légumes cuits) 100 à 125 g de viande ou poisson OU 2 œufs 100 à 200 g de céréales/féculents IG bas OU du pain intégral (quantité variable selon votre CG max) 30 g de fromage ou 1 laitage nature (de vache, de soja…) 1 fruit ou 1 compote

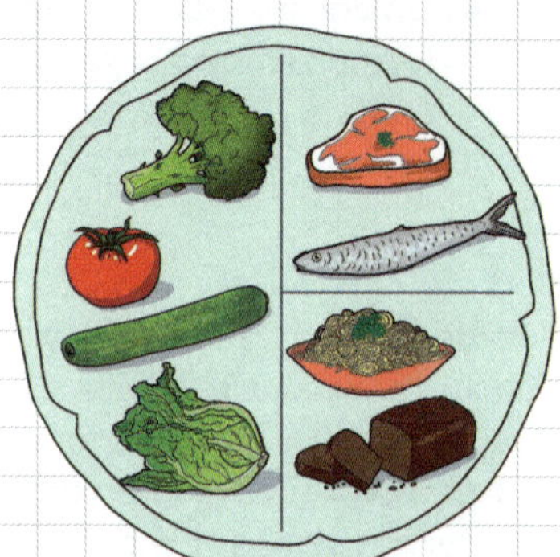

- Vous avez un bon coup de fourchette à table ? Pensez à mettre dans votre assiette davantage de légumes que de féculents (même s'ils sont à IG bas). Vous serez mieux rassasiée !
- Mangez lentement (le repas doit durer 20 minutes minimum) et mâchez bien vos aliments.
- Accordez-vous un cheat meal par semaine où vous choisissez ce que vous mangez sans prendre en compte l'IG ni la CG du repas !
- Méfiez-vous des boissons de type jus de fruits sans sucre ajouté : leur CG est assez élevée et leur forme liquide n'est pas rassasiante. Préférez toujours un fruit frais à son jus !

Mon petit déjeuner low carb

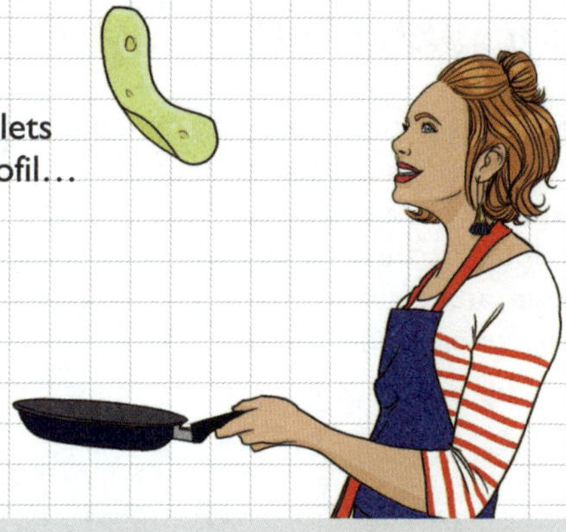

Voici quelques exemples de petits déjeuners complets et assez copieux, spécialement étudiés pour votre profil…

Le gourmand

- Thé ou café
- 2 crêpes
- 2 c. à s. de confiture sans cuisson
- 1 kiwi

➜ CG = 21

Crêpes (pour 12 crêpes moyennes)

➜ CG = 8 par crêpe

Mettez 250 g de farine intégrale dans un saladier (farine T150 de blé ou d'épeautre). Ajoutez 3 œufs, 50 g de sirop d'agave ou de sucre de coco, 1 c. à s. de rhum (facultatif) et 1 pincée de sel. Mélangez et versez progressivement 50 cl de lait demi-écrémé en battant avec un fouet. Laissez la pâte reposer pendant 1 h au réfrigérateur, puis faites cuire les crêpes dans une poêle antiadhésive que vous aurez graissée à l'aide d'un pinceau alimentaire ou d'un papier absorbant.

Confiture sans cuisson (pour 1 pot)

➜ CG = 1,5 pour 1 c. à s.

Mixez 150 g de fruits rouges (décongelés ou frais) : fraises, mûres, myrtilles… avec 50 g de miel d'acacia. Ajoutez 1 c. à s. de graines de chia et 1 c. à s. de jus de citron. Laissez gonfler pendant 3 h et conservez au réfrigérateur pendant 7 jours maximum.

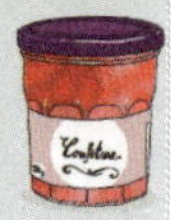

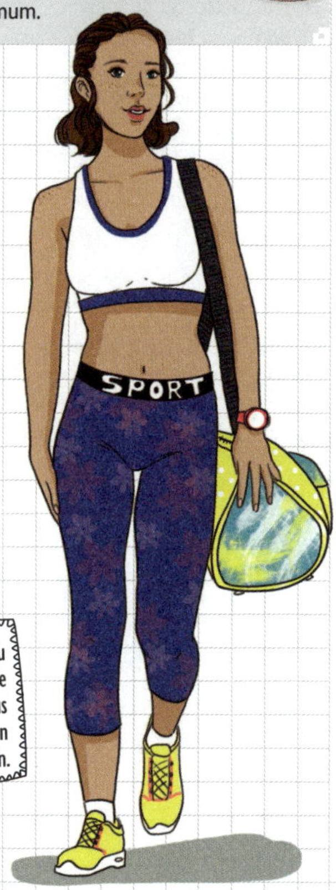

Le protéiné (CG = 12)

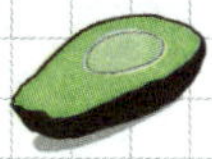

- Thé ou café
- 50 g de pain intégral + 1 noix de beurre ou ¼ d'avocat coupé en lamelles et des graines de sésame
- 1 œuf dur
- 10 amandes

➜ CG = 12

Ce petit déjeuner est idéal si vous avez une séance de work out prévue dans la matinée !

Le sportif (CG = 24)

- Thé vert
- 75 g de pain intégral + 40 g de fromage à pâte cuite (gruyère, comté, tomme de chèvre…)
- 3 abricots secs

➜ CG = 24

Si vous en trouvez, choisissez du pain intégral au levain : plus facile à digérer, son IG est également plus faible et le levain facilite l'absorption des minéraux présents dans le pain.

Le léger (CG = 13)

- Thé ou café
- 3 Wasa® fibres + beurre
- 1 yaourt nature (au lait animal ou de soja)
- 1 orange

➜ CG = 13

Mes menus low carb spécial food lover

C'est parti pour 3 semaines de menus low carb, avec la CG pour chaque repas. Avec ces menus gourmands, vous allez mincir de plaisir !
N'oubliez pas que vous pouvez remplacer un aliment par un autre de la même famille (un légume par un autre, une viande par 2 œufs…) en fonction de vos goûts ou de la saison.

Je note ma CG journalière max :

……………………………

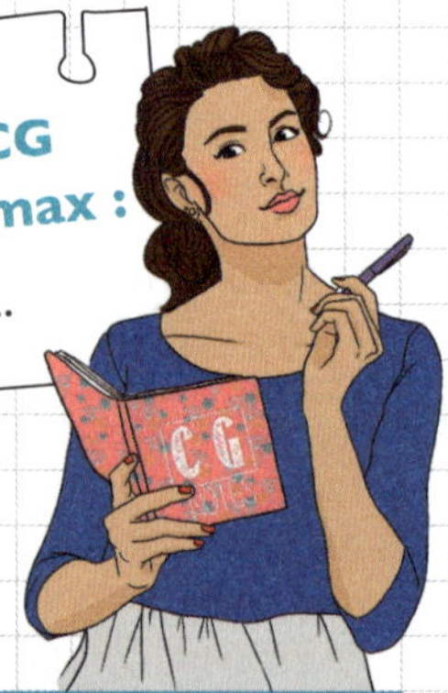

1re semaine

JOUR 1

Déjeuner → CG = 23

- Céleri-rave râpé, sauce au yaourt
- Aiguillettes de poulet grillé
- 150 g de spaghettis cuits *al dente* + 1 noisette de beurre
- 1 compote sans sucre ajouté

Dîner → CG = 14

- Soupe de courgettes
- 1 à 2 tranches de jambon de volaille
- Salade d'endives aux noix (3 cerneaux) + vinaigrette légère (voir recette p. 32)
- 1 pomme
- 2 Wasa® fibres

Vous pouvez choisir des spaghettis semi-complets, bio de préférence : leur CG est légèrement plus basse.

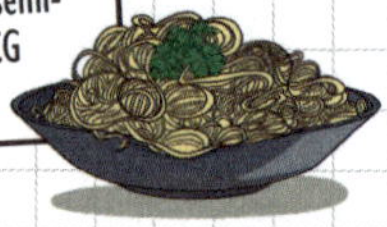

Si ce n'est pas la saison des courgettes, utilisez des courgettes surgelées en rondelles.

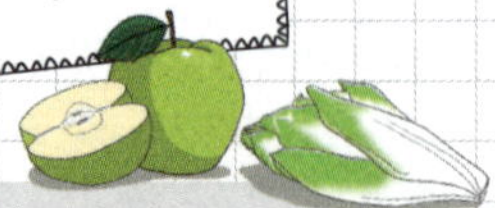

Sauce au yaourt (pour 1 portion) → CG = 1

Mélangez 1 c. à c. de moutarde avec 1 c. à c. de jus de citron. Ajoutez ½ yaourt nature. Salez, poivrez et ajoutez selon vos goûts des herbes fraîches (ciboulette, menthe, coriandre…).

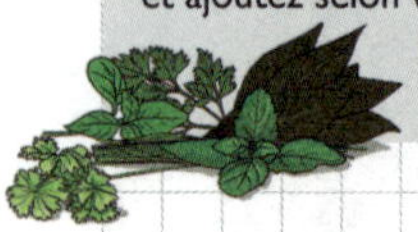

Soupe de courgettes (pour 4 personnes)

→ CG = 1 par personne

Épluchez et émincez 1 oignon. Lavez et coupez 3 courgettes en cubes. Faites revenir l'oignon avec 1 c. à s. d'huile d'olive, puis ajoutez les courgettes. Couvrez avec 50 cl d'eau et mettez 1 cube de bouillon de légumes bio. Laissez cuire pendant 15 à 20 min. Intégrez 1 grosse poignée de roquette et 60 g de fromage frais de chèvre 3 min avant la fin de la cuisson (ajoutez un peu d'eau si votre soupe est trop épaisse).
Mixez, puis ajustez l'assaisonnement.

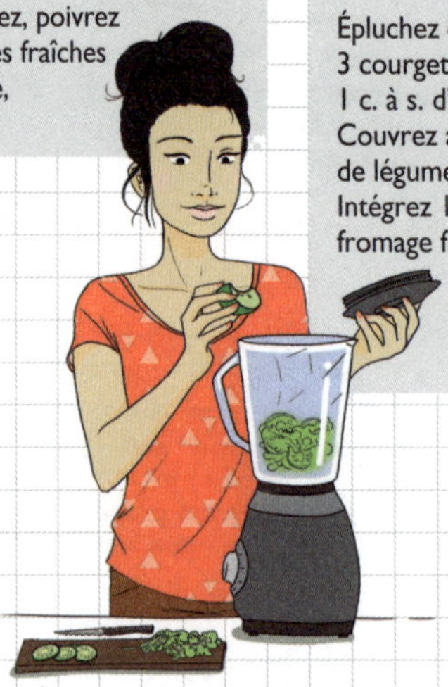

JOUR 2

→ CG = 25 *Déjeuner*

- Salade de mesclun, carotte râpée, radis émincés, emmental (30 g) + vinaigrette légère
- Bavette grillée + moutarde
- Écrasé de patate douce
- 3 tranches d'ananas au jus

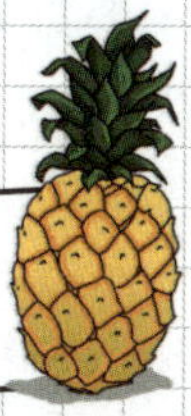

Choisissez bien des boîtes d'ananas conservés au jus d'ananas, pas au sirop !

Écrasé de patate douce (pour 1 personne) **→ CG = 17**

Faites cuire à l'eau salée 150 g de patate douce pendant 20 min environ. Écrasez grossièrement à la fourchette, ajoutez 1 c. à c. d'huile d'olive, de la fleur de sel et un tour de poivre du moulin. Disposez en forme de cercle dans l'assiette à l'aide d'un emporte-pièce (facultatif).

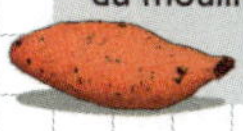

→ CG = 22 *Dîner*

- Salade de riz basmati (100 g cuit), thon (50 g), œuf dur, tomate, concombre, menthe + vinaigrette légère
- 1 fromage blanc nature + 1 compote de pommes sans sucre ajouté
- 1 Wasa fibres®

Vous pouvez choisir des fromages blancs nature au lait de vache, de chèvre ou de brebis. Évitez ceux qui sont enrichis en crème, de type Gervita®.

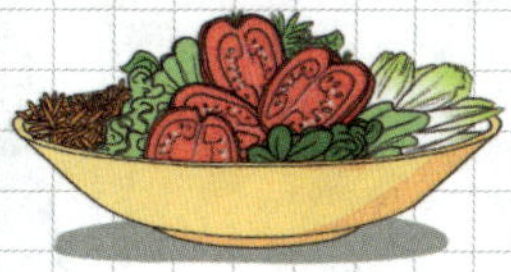

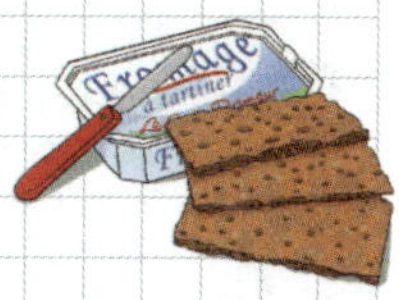

JOUR 3

→ CG = 23 *Déjeuner*

- Steak de thon mariné
- Haricots verts vapeur + 1 c. à c. d'huile d'olive ou de sésame
- ½ mangue
- 50 g de pain intégral

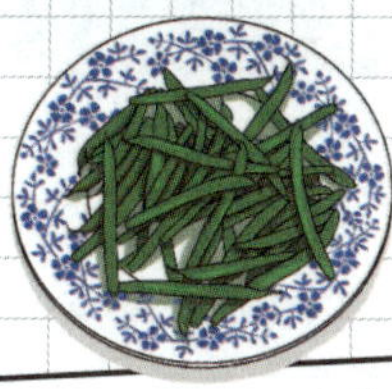

Préférez les haricots verts surgelés aux conserves : leur goût se rapproche davantage des haricots frais.

Steak de thon mariné (pour 1 personne) **→ CG = 2,5**

Mettez 1 steak de thon frais dans une assiette creuse. Ajoutez 1 c. à s. de sauce soja, 1 c. à c. d'huile d'olive, 1 petit morceau de gingembre râpé (ou en poudre) et 1 c. à c. de miel d'acacia. Laissez mariner pendant 1 h. Égouttez le thon et faites-le poêler à feu vif, 30 s de chaque côté. Réservez sur une assiette. Passez le jus restant dans une passoire fine et faites-le réduire un peu à la poêle avant de verser sur le thon.

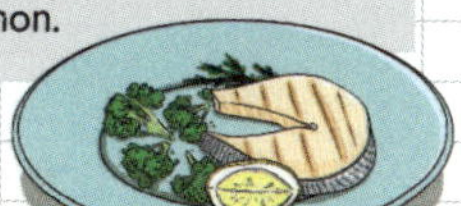

Dîner

Vous avez des restes dans le frigo ? Ne gaspillez pas, composez-vous rapidement un petit repas low carb en respectant l'équilibre du repas :

Mon repas « vide frigo » :

- Des légumes : ....
- Des protéines : ....
- Des féculents (ou pain) à IG bas : ....
- (Un produit laitier facultatif) : ....
- Un fruit : ....

Par exemple, préparez une petite salade avec les restes de haricots verts du déjeuner, en ajoutant du thon au naturel et des œufs durs. Terminez avec 2 tranches de Wasa® fibres tartinées de chèvre frais et une compote sans sucre ajouté.

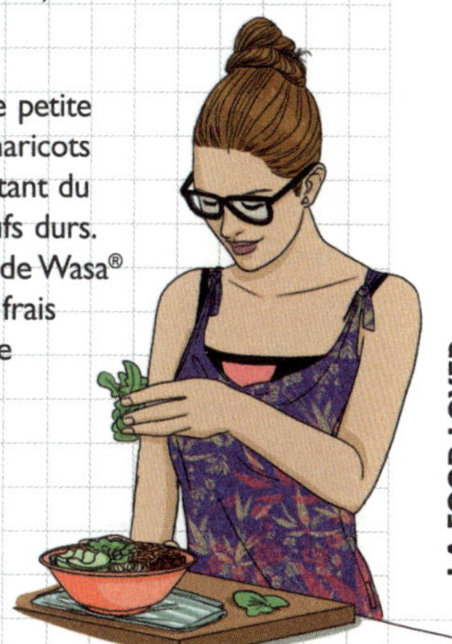

JOUR 4

Déjeuner → CG = 20

- Carottes râpées + vinaigrette légère
- Poulet rôti
- 150 g de spaghettis cuits *al dente* + 1 c. à c. d'huile d'olive
- 2 petits-suisses nature + 2 c. à s. de coulis de fruits (voir recette p. 36)

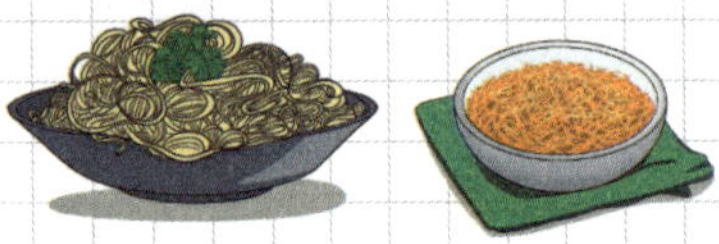

Dîner → CG = 19

- Salade de roquette et mâche + vinaigrette légère
- Clafoutis aux épinards
- 1 poire
- 50 g de pain intégral

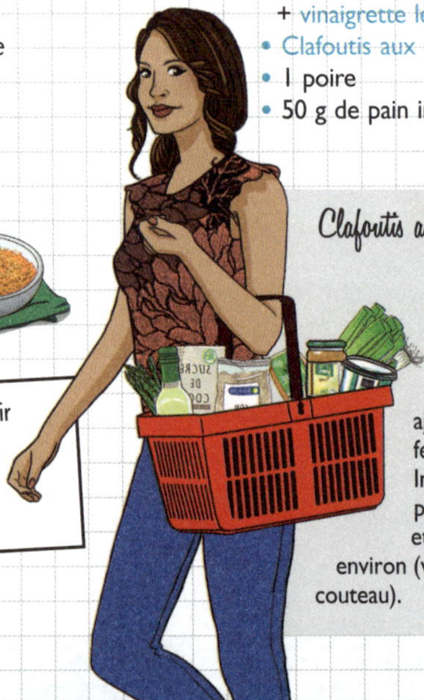

Les petits-suisses ont un important pouvoir rassasiant grâce à leur forte teneur en protéines (12 % environ). Choisissez-les au lait demi-écrémé (environ 3 % de graisses).

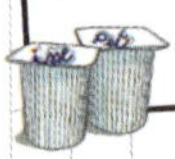

Clafoutis aux épinards (pour 4 personnes)

→ CG = 1 par personne

Lavez et égouttez 300 g d'épinards frais, puis faites-les fondre au four à micro-ondes pendant 2 à 3 min. Battez 6 œufs en omelette. Salez, poivrez, puis ajoutez 200 g de fromage blanc, 100 g de feta émiettée et 2 c. à c. de moutarde. Intégrez les épinards, puis versez la préparation dans un moule antiadhésif et enfournez à 180 °C (th. 6) pour 30 min environ (vérifiez la cuisson avec la pointe d'un couteau).

JOUR 5

Déjeuner → CG = 23

- 100 g de filets de rouget grillés
- Tomates à la provençale + 150 g de quinoa
- 1 faisselle nature
- 1 orange

Dîner → CG = 11

- Salade de tomates, concombre, feta (30 g), menthe, olives (3) + vinaigrette légère
- 5 à 6 tranches de viande des Grisons (ou 1 à 2 tranches de jambon blanc)
- 1 compote sans sucre ajouté
- 3 Wasa® fibres

Le son d'avoine remplace parfaitement la chapelure classique dans cette recette ! Vous pouvez aussi utiliser 1 tranche de Wasa® fibres finement mixée.

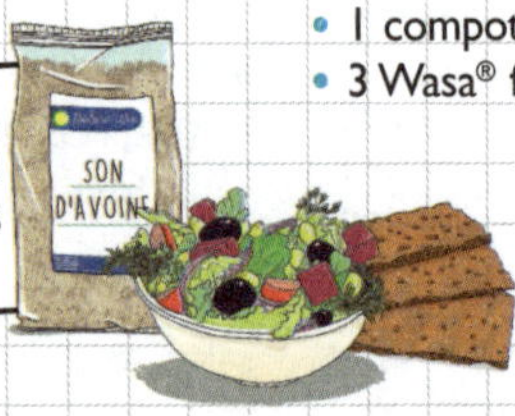

Tomates à la provençale (pour 1 personne)

→ CG = 4

Lavez et coupez en deux 2 belles tomates. Salez, retournez et laissez dégorger pendant 15 min. Pelez et hachez 1 gousse d'ail. Lavez et ciselez quelques brins de persil. Mélangez l'ail, le persil et 2 c. à s. de son d'avoine. Répartissez ce mélange sur les tomates, saupoudrez d'origan, arrosez d'1 c. à s. d'huile d'olive et enfournez pour 30 min environ à 200 °C (th. 6/7).

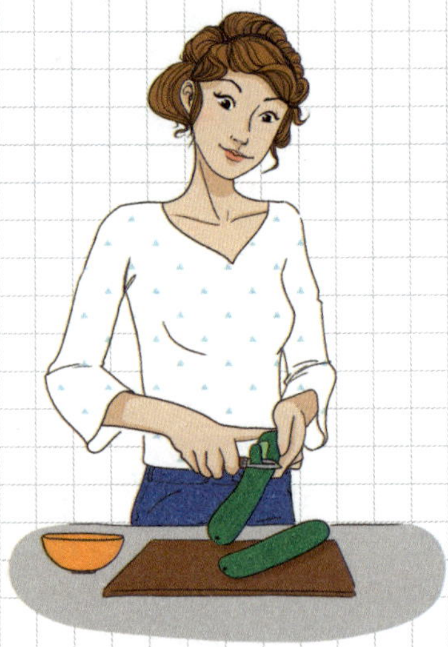

JOUR 6

→ CG = 22,5 Déjeuner

- Salade de quinoa sucrée-salée
- Steak haché à 5 % de matière grasse grillé
- Aubergines grillées au four
- 2 kiwis

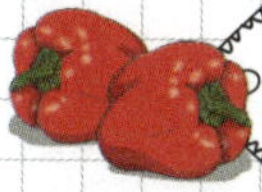

Si vous n'aimez pas le sucré-salé, remplacez l'ananas par du poivron coupé en petits dés.

→ CG = 21 Dîner

- Salade de lentilles vertes (150 g), endive, échalote, harengs fumés + vinaigrette légère
- 1 yaourt nature
- 1 pomme cuite au four avec 1 c. à c. de miel d'acacia

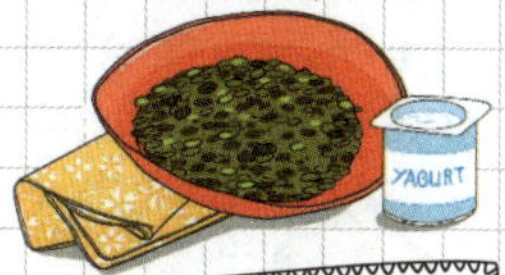

Évitez les yaourts nature riches en graisses (type Perle de lait®, yaourt à la grecque).

Salade de quinoa sucrée-salée (pour 4 personnes) **→ CG = 14 par personne**

Faites cuire à l'eau bouillante salée 200 g de quinoa, puis faites-le refroidir. Ajoutez ½ oignon blanc ou rouge haché, 150 g de tomates cerise coupées en deux, ½ concombre taillé en petits morceaux, 100 g de feta émiettée et ¼ d'ananas coupé en petits morceaux. Assaisonnez avec du jus de citron et 2 c. à s. d'huile d'olive. Ajoutez des feuilles de menthe ciselées. Servez bien froid.

JOUR 7

→ CHEAT MEAL ! Déjeuner

Je compose mon repas plaisir :

- ....
- ....
- ....
- ....

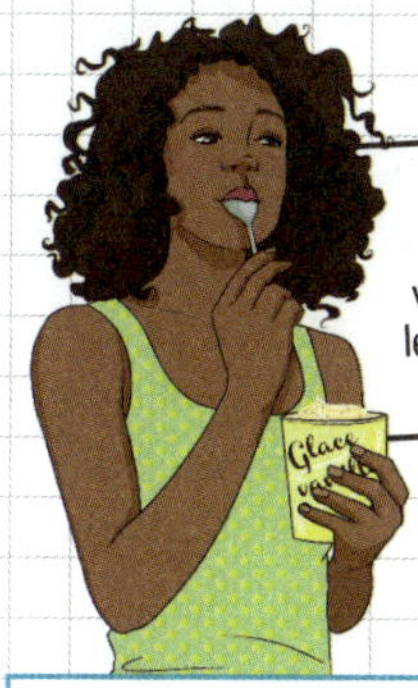

Réfléchissez bien à l'avance pour apprécier votre cheat meal à sa juste valeur : qu'est-ce qui vous manque le plus ? Une glace ? Un bon hachis Parmentier ?

→ CG = 23 Dîner

- Salade verte + vinaigrette légère
- 100 g de riz basmati + cocotte de pois chiches à la tomate
- 1 faisselle nature + 1 c. à c. de miel d'acacia

Cocotte de pois chiches à la tomate (pour 4 personnes) **→ CG = 7 par personne**

Faites revenir 1 oignon émincé et 1 gousse d'ail hachée avec 1 c. à s. d'huile de coco désodorisée. Ajoutez 1 c. à c. de pâte de curry rouge ou jaune (en magasin asiatique) délayée avec un peu d'eau, puis 400 g de pois chiches en conserve égouttés, 200 g de pulpe de tomates (en bocal) et 10 cl de lait de coco. Salez et laissez mijoter pendant 20 min. Ajoutez de la coriandre fraîche au moment de servir.

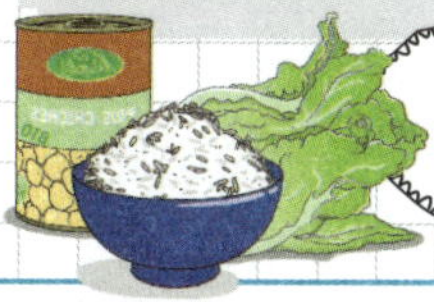

Ce dîner est veggie ! Il apporte des protéines végétales de bonne qualité, complétées par celles de la faisselle !

Déjà une semaine passée ! Peut-être vous sentez-vous un peu ballonnée ? Cela arrive fréquemment avec le changement d'alimentation : votre intestin doit s'habituer à recevoir davantage de fibres ! Ne vous inquiétez pas : c'est passager. Pour réduire les symptômes, prenez une tisane de fenouil ou de menthe en fin de repas, ou testez le charbon végétal qui absorbe les gaz (en poudre ou comprimés).

2e semaine

JOUR 1

Déjeuner → CG = 21

- Aiguillettes de canard au gril
- Poêlée de tomates au fromage frais
  + 100 g de boulgour complet
- 1 orange

Dîner → CG = 22,5

- Potage velouté de chou romanesco
- 100 g de penne semi-complets
  + 2 à 3 c. à s. de sauce tomate
- 1 pomme

Le fromage frais (de vache ou de chèvre) est moins gras que les fromages affinés, pensez-y !

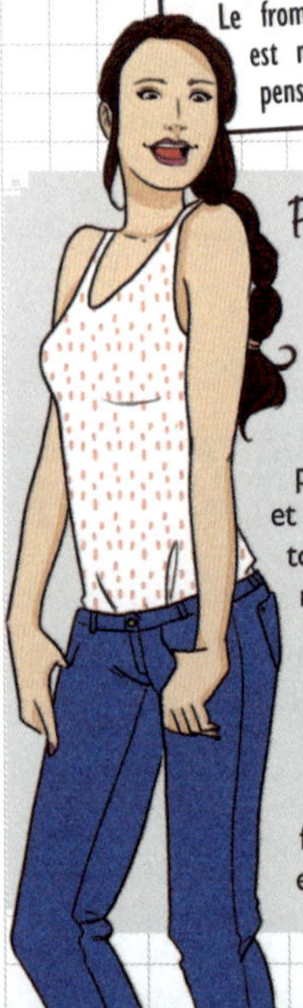

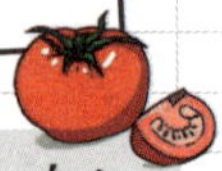

Les pâtes complètes ont une texture et un goût qui ne plaisent pas à tous les palais. Les pâtes semi-complètes sont en revanche un bon compromis ! Choisissez-les bio le plus souvent possible pour limiter les pesticides.

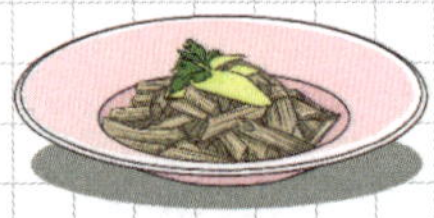

Poêlée de tomates au fromage frais (pour 1 personne)

→ CG = 2,5 par personne

Plongez 2 belles tomates dans de l'eau bouillante pendant 20 s, puis égouttez-les immédiatement et enlevez leur peau. Coupez les tomates et enlevez les graines. Faites revenir 1 échalote émincée avec 1 c. à c. d'huile d'olive et ajoutez les tomates. Faites-les cuire à feu doux pendant quelques minutes, puis incorporez 30 g de fromage frais de chèvre (type Chavroux®). Faites fondre le fromage, salez légèrement et servez.

Potage velouté de chou romanesco (pour 4 personnes)

→ CG = 1,5 par personne

Faites revenir 1 oignon émincé avec 1 c. à s. d'huile d'olive. Ajoutez 1 chou romanesco découpé en fleurettes. Couvrez d'eau et faites cuire pendant 15 min environ après ébullition. Transvasez les légumes dans un blender, ajoutez 40 g de parmesan râpé et 1 c. à s. d'huile d'olive. Salez et poivrez. Mixez, puis ajoutez de l'eau de cuisson du chou jusqu'à obtention d'une consistance veloutée.

JOUR 2

Déjeuner → CG = 19

- Cœurs d'artichauts + vinaigrette légère
- Cuisse de dinde cuite au four (en papillote)
- 200 g de purée de légumes (surgelée)
  + 1 c. à s. de crème légère + sel
- 1 yaourt au soja + 100 g de myrtilles décongelées
- 50 g de pain intégral

Dîner → CG = 22

- Rillettes de maquereau
  + 50 g de toasts de pain intégral
- Salade d'endives, ½ pomme granny émincée et 3 noix
  + vinaigrette légère
- 1 compote sans sucre

Rillettes de maquereau (pour 1 personne)

→ CG = 0,5 par personne

Pelez et hachez ½ échalote. Mélangez avec 1 filet de maquereau au vin blanc écrasé. Ajoutez 1 c. à c. de jus de citron, 1 c. à c. de câpres hachées (facultatif), 1 pincée de piment doux et 20 g de fromage frais. Réfrigérez pendant 1 h.

Les purées de légumes surgelées constituent une bonne option : choisissez-les sans pommes de terre et de préférence nature (ajoutez-y un peu de crème légère et de sel).

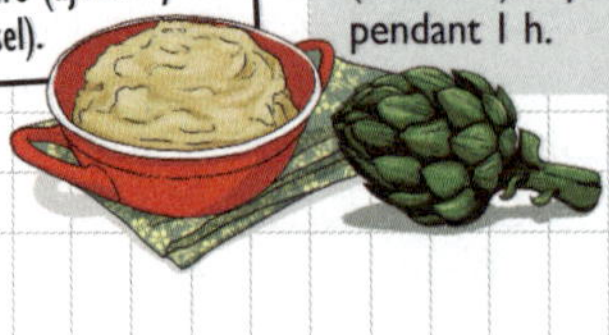

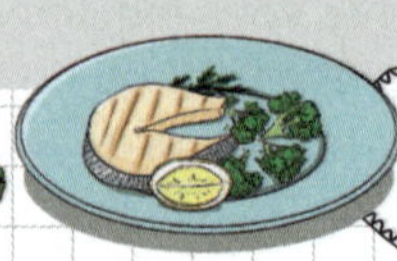

Le maquereau est un poisson riche en oméga-3, les fameuses graisses excellentes pour la santé !

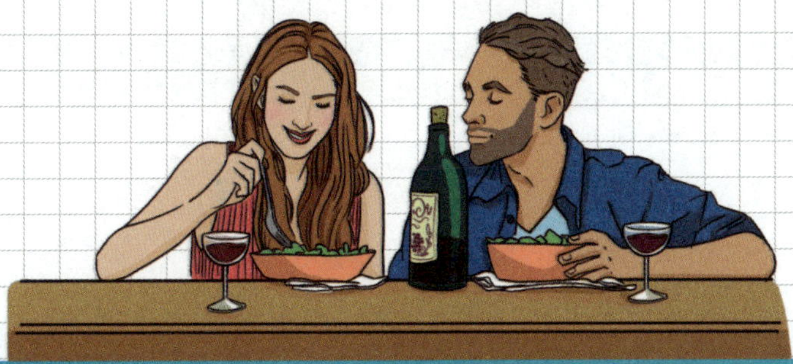

JOUR 3

Déjeuner → CG = 21

- Rosbif + moutarde
- Haricots verts poêlés
- 1 fromage blanc de brebis
- 1 poire
- 50 g de pain intégral

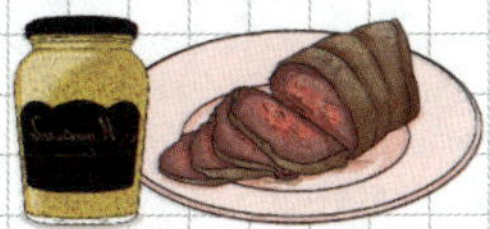

La moutarde est un condiment pauvre en graisses… Intéressant, n'est-ce pas ?

Dîner → CG = 18

- Salade de fenouil à la pomme
- 1 à 2 tranches de jambon blanc
- 30 g de comté
- 1 compote sans sucre ajouté
- 30 g de pain intégral

On trouve dorénavant du jambon sans nitrite (conservateur de synthèse), même en grande surface, pensez-y !

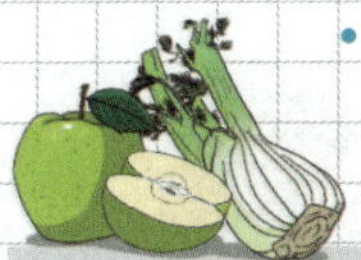

Salade de fenouil à la pomme (pour 1 personne) → CG = 6

Lavez et émincez finement 1 bulbe de fenouil. Épluchez et émincez ½ pomme granny. Assaisonnez avec de la vinaigrette légère faite avec du jus de citron et un peu d'aneth ciselé. Dégustez bien frais.

JOUR 4

Déjeuner → CG = 15

- Salade de la mer
- 2 petits-suisses nature
- 50 g de pain intégral

Attention : l'avocat est riche en graisses ! Ne vous en privez pas, car il s'agit de « bonnes graisses » mais n'en abusez pas : ½ avocat maximum.

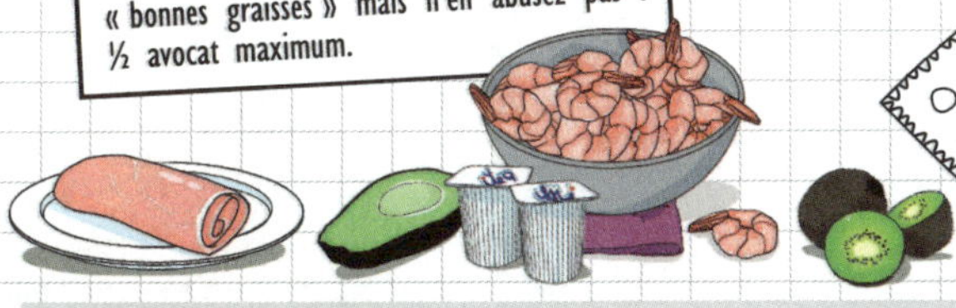

Salade de la mer (pour 1 personne) → CG = 3

Disposez sur une assiette 2 poignées de mesclun. Ajoutez 6 ou 7 crevettes décortiquées, ½ avocat coupé en lamelles, 1 poignée de pousses de haricot mungo et ½ pamplemousse taillé en quartiers. Assaisonnez avec de la vinaigrette légère.

Dîner → CG = 20

- 1 à 2 tranches de jambon blanc
- Endives braisées
- 30 g de camembert
- 2 kiwis
- 50 g de pain intégral

Contrairement à une idée reçue, le camembert n'est pas très gras : 22 % de graisses en moyenne contre 28 % pour le gruyère !

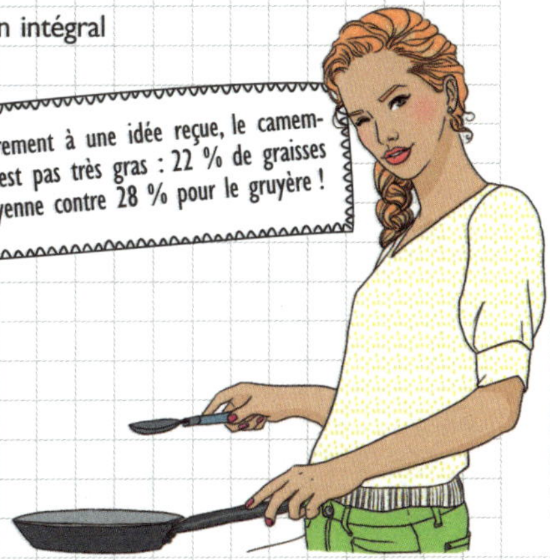

JOUR 5

→ CHEAT MEAL ! Déjeuner

C'est à vous de décider de votre « repas triche » :

- ....
- ....
- ....
- ....

→ CG = 17 Dîner

- 2 galettes de brocoli
- Salade verte + 30 g de comté en dés + vinaigrette légère
- 1 compote sans sucre ajouté

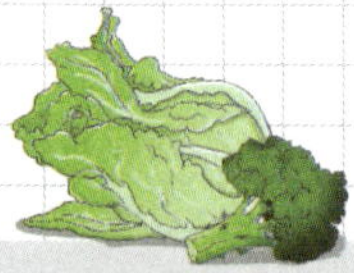

Galettes de brocoli (pour 4 galettes)

→ CG = 6 par galette

Faites tremper 50 g de flocons (de sarrasin, d'épeautre, d'orge) dans 10 cl de lait de vache ou végétal. Pendant ce temps, faites cuire 1 tête de brocoli à la vapeur ou à l'eau bouillante salée jusqu'à ce qu'il soit cuit mais encore *al dente* et égouttez. Faites revenir 1 oignon émincé avec 1 c. à s. d'huile d'olive. Mélangez les flocons réhydratés avec 2 œufs battus, l'oignon et le brocoli. Salez, poivrez et ajoutez un peu de cumin en poudre. Faites cuire dans une poêle avec 2 c. à s. d'huile d'olive en 4 tas (qui formeront les galettes) pendant 5 min, puis retournez délicatement et terminez la cuisson pendant encore quelques minutes.

Vous êtes invitée au restaurant ? Chez des amis ? Sortez votre joker en réservant votre cheat meal pour ce moment !

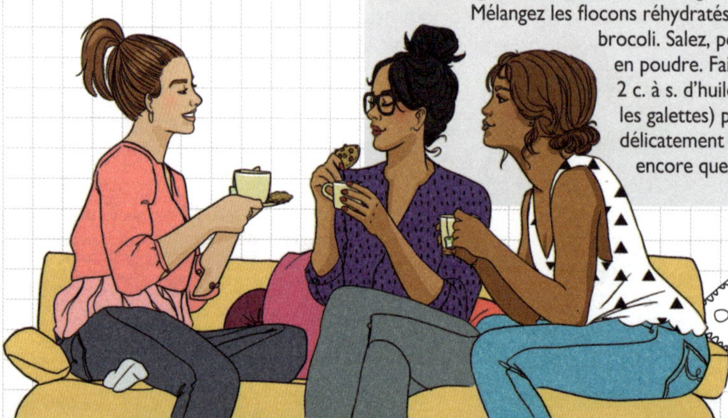

Vous avez encore faim ? Ajoutez 1 petite tranche de pain intégral (25 g) ! (CG = 22,5 pour le repas complet)

JOUR 6

→ CG = 15 Déjeuner

- Poulet rôti (sans la peau)
- 200 g de petits pois (en conserve) + 1 noisette de beurre
- 1 faisselle + 100 g de fruits rouges
- 2 Wasa® fibres

On trouve en magasin bio l'équivalent des Wasa® fibres (tartines craquantes de seigle et fibres).

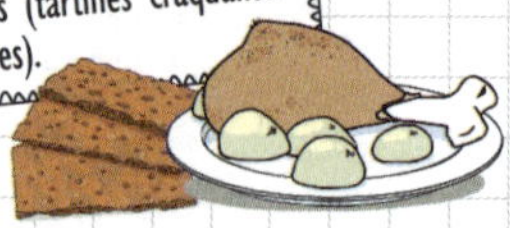

→ CG = 18 Dîner

- Salade de chèvre chaud
- Salade d'oranges

Ce repas comporte peu de viande mais davantage de fromage... Vous pouvez suivre ce modèle de temps en temps (une fois par semaine) !

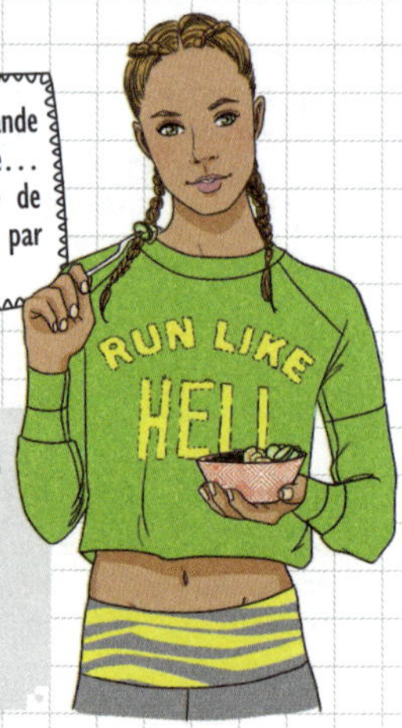

Salade de chèvre chaud (pour 1 personne)

→ CG = 12

Faites griller à sec 50 g d'allumettes de bacon. Coupez 60 g de crottin de chèvre dans l'épaisseur, puis disposez-le sur des tranches de pain intégral (50 g). Placez le tout sous le gril du four pendant quelques minutes. Disposez sur une assiette quelques feuilles de laitue ciselées. Ajoutez les allumettes de bacon, 3 cerneaux de noix, quelques tomates cerise coupées en deux et les toasts de chèvre chaud. Assaisonnez avec de la vinaigrette légère et servez.

JOUR 7

→ CG = 34 Brunch

- Tartine de ricotta, tomates, olives et basilic
- 1 œuf coque + 30 g de pain intégral en mouillettes
- 1 crêpe (voir recette p. 51)
  + 2 c. à s. de coulis de fruits
- 1 fromage blanc + 100 g de fruits rouges

→ CG = 26 Dîner

- Filet de truite au four
- Épinards sautés + 100 g de semoule complète
- 1 yaourt nature
- 1 banane jaune

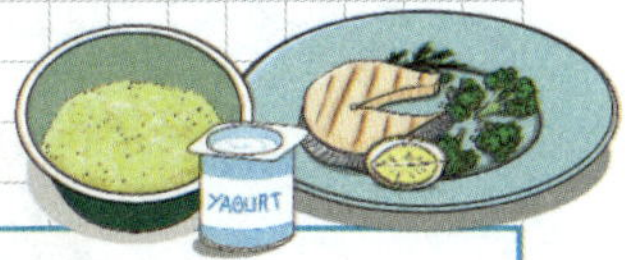

Tartine de ricotta, tomates, olives et basilic (pour 1 personne) → CG = 16

Faites griller 1 grande tranche de pain intégral (70 g environ). Mélangez 50 g de ricotta avec 3 olives hachées et quelques feuilles de basilic ciselées. Tartinez le pain, puis déposez dessus 2 tomates cerise coupées en lamelles.

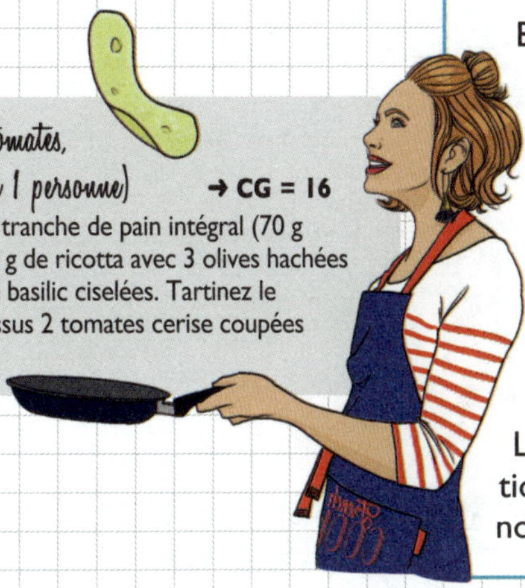

Encore une semaine passée ! Si ces menus ne vous rassasient pas suffisamment, intégrez systématiquement une crudité en entrée parmi cette liste :

- radis
- carottes ou céleri râpé
- chou rouge ou blanc
- salade d'endives
- concombre

Leur texture nécessite une mastication importante et active ainsi le phénomène de satiété !

3e semaine

JOUR 1

→ CG = 17 Déjeuner

- Radis à croquer
- Steak haché grillé
- Rösti de patate douce
- 1 yaourt au soja mélangé avec quelques fraises coupées en morceaux

→ CG = 18 Dîner

- Salade d'endives à la tomme de chèvre (30 g)
- 2 tranches de truite fumée
- 1 compote sans sucre ajouté
- 50 g de pain intégral

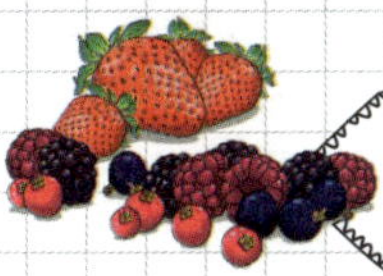

Ce n'est pas la saison des fraises ? Remplacez-les par quelques fruits rouges décongelés (framboises, myrtilles…).

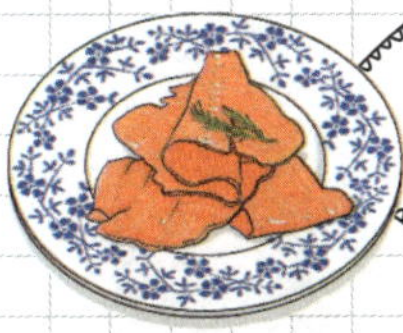

Le saviez-vous ?
La truite fumée est très proche du saumon fumé au niveau du goût mais contient moins de graisses.

Rösti de patate douce (pour 2 personnes) → CG = 14 par personne

Épluchez et râpez 1 patate douce de 250 g environ. Salez, poivrez et mélangez avec 1 œuf. Ajoutez un peu de cumin en poudre et faites cuire en petits tas dans une poêle antiadhésive graissée avec 2 c. à c. d'huile d'olive (comptez environ 10 min de cuisson).

JOUR 2

→ CG = 23 **Déjeuner**

- Concombre, sauce au yaourt à l'aneth
- Poulet rôti au romarin
- 100 g de riz basmati
- ¼ d'ananas

→ CG = 22 **Dîner**

- Salade de boulgour (100 g), champignons de Paris, cœurs de palmier, magret de canard fumé (50 g), échalote hachée et persil + vinaigrette légère
- 1 part de clafoutis aux pommes

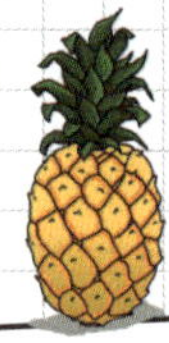

C'est la saison des fraises ? Ou des abricots ? Switchez l'ananas par ces fruits de saison !

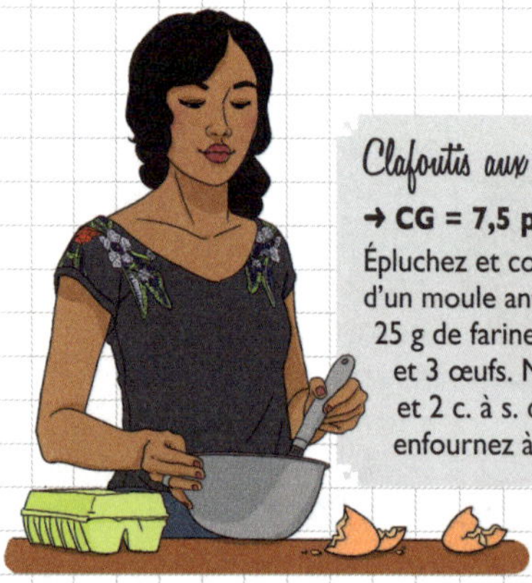

Clafoutis aux pommes (pour 6 personnes)

→ CG = 7,5 par personne

Épluchez et coupez en cubes 2 pommes golden. Mettez les pommes au fond d'un moule antiadhésif de 20 à 25 cm de diamètre. Dans un saladier, mélangez 25 g de farine intégrale et 1 pincée de sel. Ajoutez 60 g de sucre de coco et 3 œufs. Mélangez bien, puis intégrez 35 cl de lait de vache ou végétal et 2 c. à s. de rhum. Versez délicatement ce mélange sur les pommes et enfournez à 180 °C (th. 6) pour 30 à 40 min. Dégustez tiède.

JOUR 3

→ CG = 17 **Déjeuner**

- ½ pamplemousse
- Filet de lieu noir en papillote
- Courgettes sautées au wok + coriandre
- 150 g de quinoa
- 1 fromage blanc au lait de brebis

→ CG = 21 **Dîner**

- Omelette aux courgettes
- Salade verte + vinaigrette légère
- 1 pomme cuite au four à la cannelle
- 50 g de pain intégral

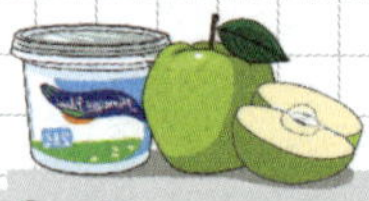

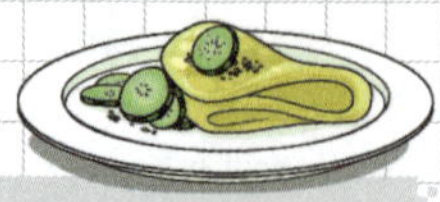

Préparez davantage de courgettes que nécessaire, vous les finirez le soir en omelette !

Omelette aux courgettes (pour 1 personne)

→ CG = 1

Battez 2 œufs avec 2 c. à s. de lait de vache ou végétal (sans sucre). Salez, poivrez, puis ajoutez 100 g de courgettes cuites et 20 g de fromage râpé. Faites chauffer une poêle antiadhésive, graissez légèrement avec de l'huile d'olive ou de coco désodorisée, puis faites cuire l'omelette quelques minutes.

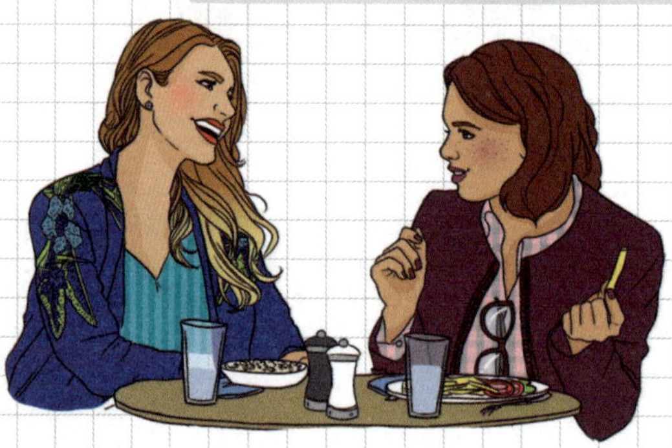

JOUR 4

Déjeuner → CHEAT MEAL !

Composez vous-même votre cheat meal !
De quoi avez-vous envie ? De pizza ?
De gâteau au chocolat ?

- ....
- ....
- ....
- ....

Dîner → CG = 18

- Salade aux gésiers + vinaigrette légère
- 1 yaourt brassé nature
- 50 g de pain intégral

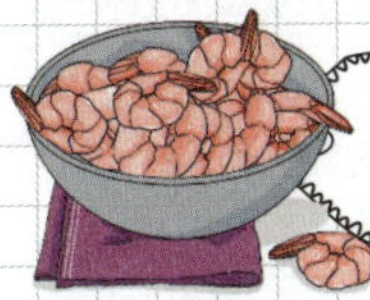

Vous ne mangez pas de gésiers ? Remplacez-les par des crevettes ou du blanc de volaille.

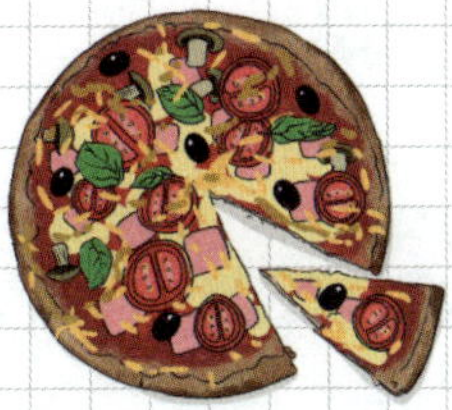

Salade aux gésiers (pour 1 personne) → CG = 3

Égouttez et faites cuire 100 g de gésiers à la poêle, puis déposez-les sur du papier absorbant pour enlever l'excédent de graisse. Émincez-les finement. Disposez quelques feuilles de salade sur une assiette. Ajoutez 100 g de tomates cerise coupées en deux, quelques champignons de Paris émincés, 3 cerneaux de noix et les gésiers. Terminez avec les graines d'¼ de grenade.

JOUR 5

Déjeuner → CG = 10

- Salade de pois chiches (150 g), roquette, tofu aux herbes (100 g), feta (30 g) + vinaigrette légère
- 1 ramequin de fruits rouges

Si vous n'aimez pas le tofu, remplacez-le par du blanc de poulet coupé en morceaux, du thon au naturel ou des œufs durs.

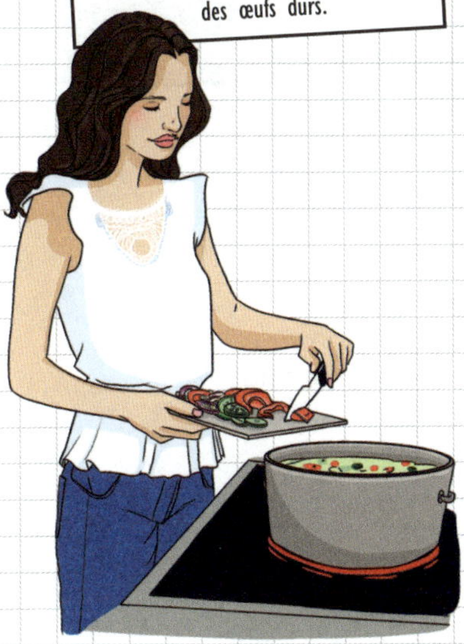

Un petit creux ?
Ne restez pas avec votre faim jusqu'au soir, vous risqueriez de manger trop au dîner ! Autorisez-vous plutôt une collation saine et rassasiante : 1 yaourt nature avec 1 c. à s. de son d'avoine (CG = 2,5), 1 pomme (CG = 8,5), 1 barre de céréales aux noisettes et chocolat noir (CG = 4)…

Barres de céréales aux noisettes et chocolat noir (pour 6 barres)

→ CG = 4 par barre

Mélangez 60 g de flocons d'avoine avec 20 g de son d'avoine. Ajoutez 60 g de noisettes concassées et 30 g de pépites de chocolat noir, 1 pincée de sel, 20 g d'huile de coco et 30 g de sirop d'agave. Mélangez avec les mains, puis intégrez 1 blanc d'œuf. Étalez la préparation assez épaisse sur une plaque recouverte de papier cuisson (tassez bien) et enfournez pour 25 min. À la sortie du four, laissez refroidir pendant 10 min avant de découper les barres.

Dîner → CG = 17

- Soupe-repas
- Faisselle nature + 1 compote sans sucre ajouté
- 1 tisane + 10 g de chocolat noir à 70 % de cacao

Pour une soupe veggie, remplacez les crevettes par 50 g de tofu fumé.

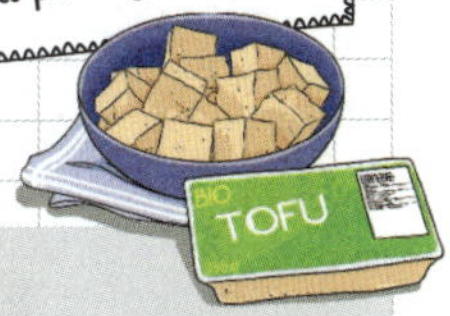

Soupe-repas (pour 1 personne) → CG = 10,5

Faites bouillir 30 cl d'eau dans une casserole. Ajoutez 150 g environ de mélange de légumes : haricots mange-tout, carottes finement coupées, champignons émincés, germes de haricots mungo, petits oignons émincés… et faites cuire pendant 5 min. Intégrez ensuite 10 crevettes décortiquées et 30 g de vermicelles. Poursuivez la cuisson pendant 2 min. Assaisonnez avec un peu de sauce soja. Décorez avec de la coriandre fraîche.

JOUR 6

→ CG = 22 *Déjeuner*

- Salade de carottes cuites au cumin
  + vinaigrette légère
- 100 g de spaghettis cuits *al dente* + 100 g de moules
  + 2 c. à s. de crème légère aromatisée au curry
- 2 petits-suisses nature
- 1 poire

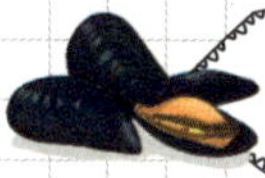

Facilitez-vous la vie : utilisez des moules surgelées !

→ CG = 15 *Dîner*

- Filet de poulet grillé
- 150 g de quinoa
  + courgettes sautées
- 1 yaourt au soja
  + 2 c. à s. de coulis de fruits

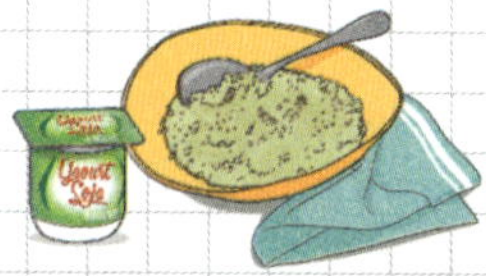

JOUR 7

→ CG = 15 *Déjeuner*

- Rôti de porc au four
- Carottes cuites
  + 150 g de lentilles vertes
- 1 fromage blanc
  + fraises coupées en morceaux

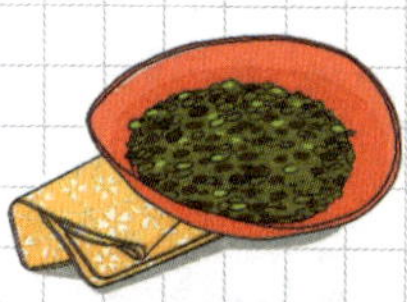

→ CG = 19,5 *Dîner*

- Soupe de chou-fleur au curry
- 2 œufs durs
- Salade de mâche + vinaigrette légère
- 1 compote sans sucre ajouté
- 50 g de pain intégral

Soupe de chou-fleur au curry (pour 4 personnes) **→ CG = 2,5 par personne**

Pelez et émincez 1 oignon, puis faites-le revenir dans une casserole avec 1 c. à s. d'huile d'olive. Ajoutez 600 g de fleurettes de chou-fleur frais lavées et mélangez. Versez 30 cl d'eau et 20 cl de lait de coco. Salez, couvrez et laissez cuire pendant 10 min. Mixez avec un mixeur plongeant. Ajoutez 1 c. à s. rase de curry en poudre, 1 c. à c. de curcuma et ½ c. à c. de paprika. Mixez à nouveau. Ajustez l'assaisonnement et servez.

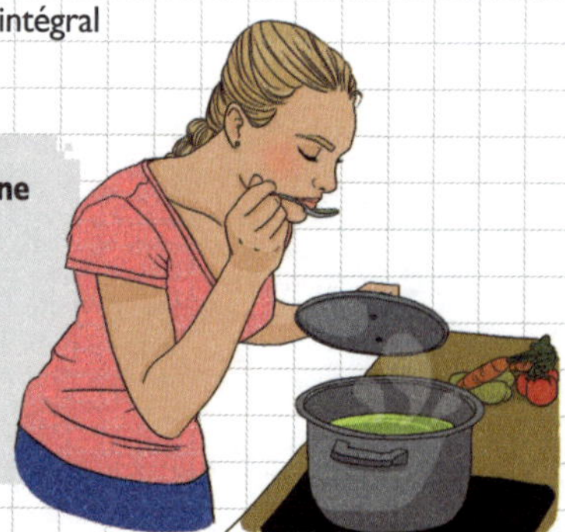

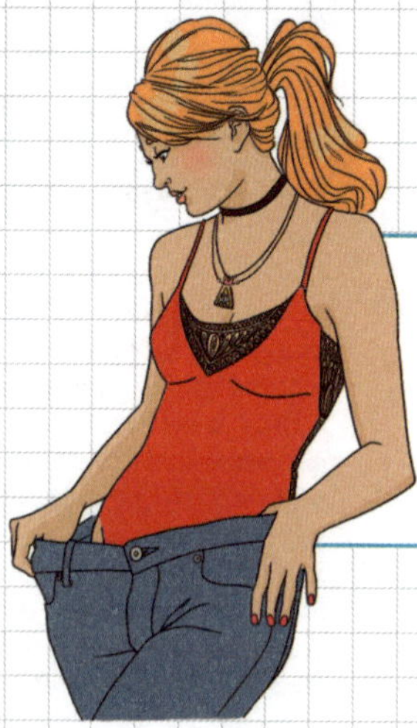

Vos 3 semaines de menus sont terminées. Si vous n'avez pas atteint vos objectifs, revenez à la première semaine ou suivez les menus du profil « high carb addict » (p. 32), qui pourraient également vous correspondre.

Mon programme fitness et bien-être

Je me bouge !

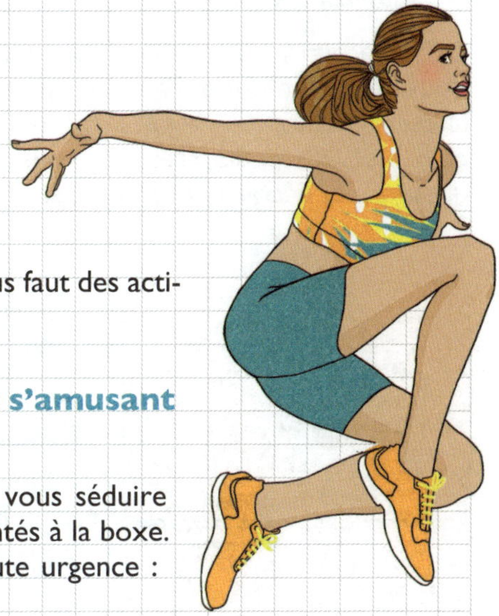

Vous le savez : l'activité physique est essentielle pour modeler une jolie silhouette ! Votre profil de food lover est surtout associé au plaisir… Pas question de vous proposer des exercices déprimants que vous feriez dans un coin de votre salon en solo… Non, il vous faut des activités ludiques et sportives, n'est-ce pas ?

Le top 5 des activités pour se dépenser en s'amusant

→ La bokwa

Quèsaco ? Plus simple que la zumba, la bokwa saura vous séduire avec ses rythmes endiablés et ses mouvements empruntés à la boxe. C'est LA nouvelle tendance fitness à découvrir de toute urgence : simple, fun et efficace… Parfait pour vous !

→ Le Ubound®

Quand vous étiez enfant, vous adoriez faire du trampoline ? Vous allez adorer cette activité qui permet de sculpter son corps en faisant des cabrioles sur un mini-trampoline, le tout au rythme d'une musique entraînante ! Avec le Ubound®, toute régression en enfance est fortement conseillée !

→ Le squash

Si vous avez besoin de vous défouler et de décharger votre énergie, testez le squash ! Il y a certainement une salle près de chez vous, il ne vous reste plus qu'à trouver une partenaire. À deux, c'est plus facile pour se motiver !

→ La pole dance

Découvrez cette activité qui mêle acrobatie, danse et gymnastique autour d'une barre ! Vous développez ainsi force, gainage, souplesse et sensualité… Vous allez vite devenir accro et ce ne sera pas pour déplaire à votre Jules !

→ Le fitpunch

À mi-chemin entre la boxe et le fitness, le fitpunch permet de se défouler sans limite et en toute sérénité (pas de contacts physiques). Avec le fitpunch, vous travaillez à la fois le cardio et le renforcement musculaire.

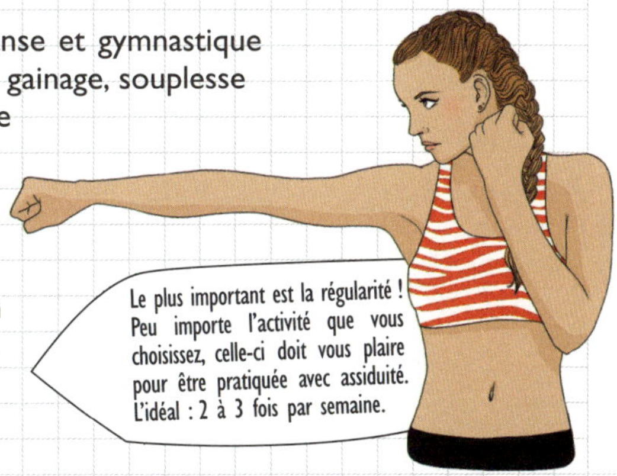
Le plus important est la régularité ! Peu importe l'activité que vous choisissez, celle-ci doit vous plaire pour être pratiquée avec assiduité. L'idéal : 2 à 3 fois par semaine.

Je maîtrise ma faim

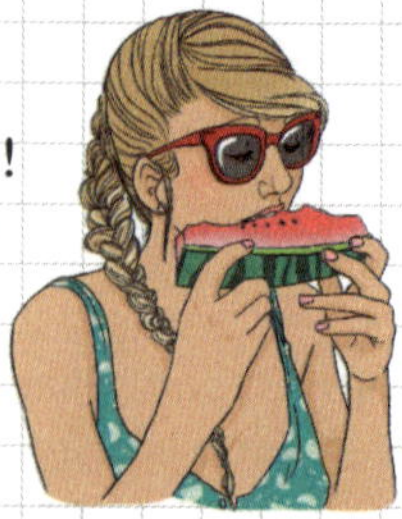

Quand la faim vous tenaille, il vous est impossible de penser à autre chose ! Vous prenez un verre d'eau, puis un autre… mais il n'y a rien à faire, vous finissez par ouvrir le frigo ! Pour ne pas anéantir votre programme low carb avec vos petits creux et vraies fringales, posez-vous les bonnes questions et découvrez ces astuces 100 % naturelles !

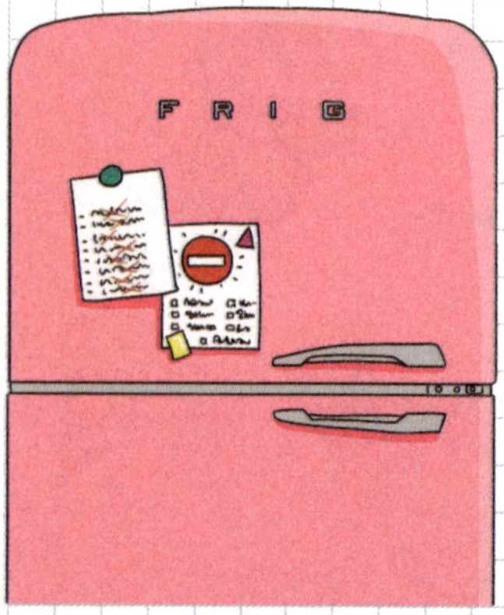

Cochez les affirmations qui vous correspondent :

- ❑ Je mange lentement, sans écran devant moi
- ❑ Je mâche bien
- ❑ Je fais des repas structurés (protéines + légumes + féculents ou pain à IG bas)
- ❑ Je mange à ma faim
- ❑ Je sais différencier la faim de l'envie de manger
- ❑ Je sais distinguer la faim de la soif

Vous avez coché tous les items ? Bravo, vous faites déjà ce qu'il faut ! Si vous n'avez pas coché l'ensemble des affirmations, essayez de vous rapprocher de ces objectifs qui vous aideront à réduire vos fringales entre les repas !

Je note les efforts que je peux faire pour maîtriser ma faim :

- ....
- ....
- ....
- ....
- ....
- ....
- ....
- ....

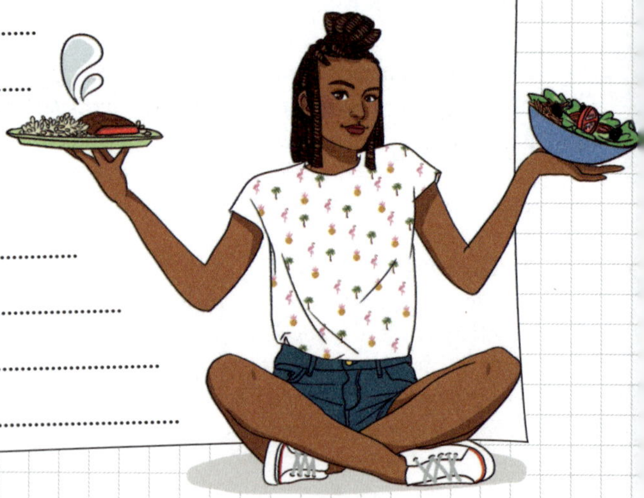

Mes solutions aroma

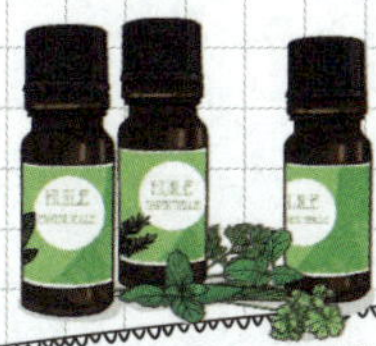

En aromathérapie, vous trouverez plusieurs formules pour calmer les fringales. Je vous propose celle-ci :
30 gouttes d'huile essentielle (HE) de menthe poivrée (*Mentha x piperita*)
+ 90 gouttes d'HE de laurier noble (*Laurus nobilis*)
+ 30 gouttes d'HE de citron (*Citrus limonum*).
Mettez 2 gouttes de ce mélange sur le creux des poignets et respirez dès que vous sentez que vous allez craquer !

Attention : les HE sont déconseillées pendant la grossesse et l'allaitement, chez les personnes asthmatiques et épileptiques.

Vous pouvez aussi tester l'HE de mandarine verte (*Citrus reticulata Blanco*) : 1 goutte sur une boulette de mie de pain (3 à 6 fois par jour) à avaler.

Ma solution phyto

Découvrez le konjac, un tubercule venu du Japon aux effets coupe-faim reconnus, très pauvre en calories et à l'IG très bas. Vous le trouverez sous forme de spaghettis dans les magasins bio ou au rayon bio (ou asiatique) des grandes surfaces (à cuisiner comme des vermicelles chinois, avec des légumes et des épices) ou en gélules (à prendre au moins une demi-heure avant chaque repas).

Si vous consommez le konjac en aliment, pensez à l'assaisonner (sauce soja et épices, par exemple) car consommé seul, il est insipide !

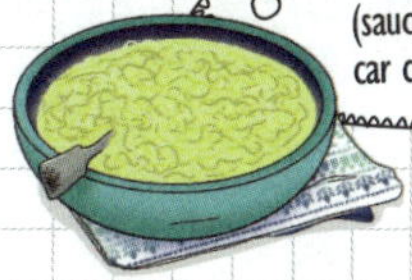

Et aussi...

De nombreux aliments ont un effet coupe-faim assez marqué, grâce à leur texture (les amandes, les œufs durs, les petits-suisses) et/ou grâce à la présence de fibres qui gonflent dans l'estomac (la pomme, l'agar-agar intégré dans une tisane, le son d'avoine mélangé avec du fromage blanc...). Ces aliments s'intègrent parfaitement dans votre programme low carb, au sein d'un repas ou en collation.

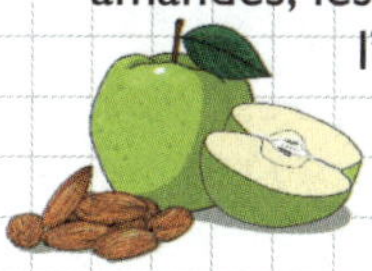

Je dors mieux !

À la question « Qu'est-ce que mon sommeil a à voir avec mon poids ? », la réponse est : « Tout... ou presque ! » Si vous ne dormez pas assez ou que votre sommeil n'est pas de bonne qualité (réveils nocturnes fréquents), la production de ghréline (l'hormone de la faim) est augmentée et celle de la leptine (l'hormone de la satiété) diminuée. Au final, vous mangez au-delà de vos besoins !

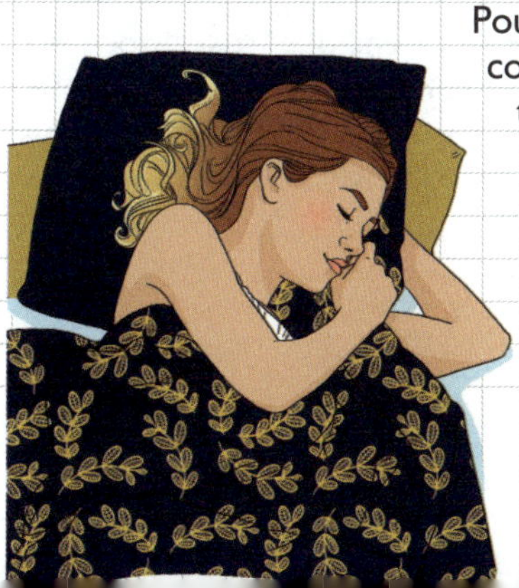

Pour mieux réguler votre appétit et maîtriser vos envies de manger, couchez-vous à une heure raisonnable au lieu de veiller devant la télévision ou les réseaux sociaux !

Pour connaître et respecter vos cycles de sommeil, notez sur une feuille de papier pendant deux semaines vos heures d'endormissement et de réveil. Associez-y votre état de forme et votre humeur. Vous pourrez ainsi estimer vos besoins en heures de sommeil et l'heure optimale de votre coucher.

Chapitre 4

La régimeuse convertie

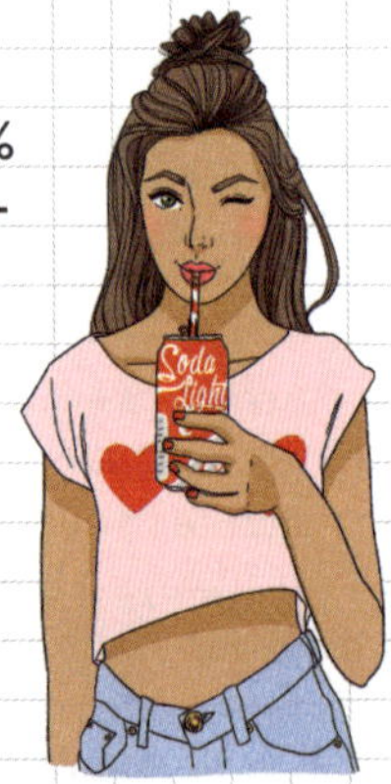

Vous avez toujours surveillé votre ligne et traqué les calories (yaourts à 0 % de matière grasse, beurre léger et sodas light font partie de votre quotidien) et votre relation avec la nourriture est devenue conflictuelle : traque permanente du gras, chasse aux calories… Vous avez la sensation de vous priver (presque) en permanence, et pourtant, votre silhouette ne vous plaît guère… Découvrez dans ce chapitre tout ce qu'il faut savoir pour reprendre les rênes de votre corps et faire la paix avec votre alimentation !

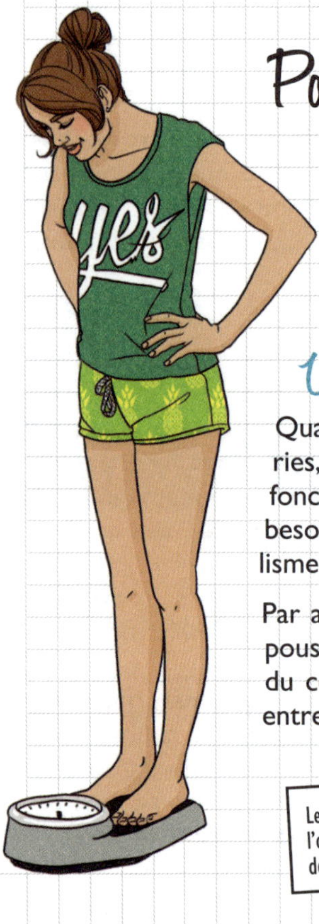

Pourquoi les régimes classiques ne marchent pas sur le long terme ?

Maigrir, c'est plutôt facile. Maigrir sans regrossir, ça l'est déjà moins. Les chiffres sont éloquents : 80 % des candidats au régime reprennent du poids dans les deux années qui suivent !

Une histoire de métabolisme

Quand vous entamez un programme minceur avec restriction de calories, votre cerveau pense que vous êtes en « mode survie » et active la fonction « économie d'énergie ». Moins vous mangez, moins vous avez besoin d'énergie et moins vous perdez de poids ! On parle de « métabolisme de base ralenti ».

Par ailleurs, les restrictions alimentaires engendrent des frustrations qui poussent inéluctablement à des craquages et parfois même à des troubles du comportement alimentaire (compulsions sucrées, boulimie…). Vous entrez dans un cercle infernal dont il est difficile de sortir…

> Le métabolisme de base correspond aux besoins énergétiques minimum de l'organisme destinés aux battements cardiaques, à la respiration, au maintien de la température corporelle à 37 °C…

Le mythe des graisses responsables de l'obésité

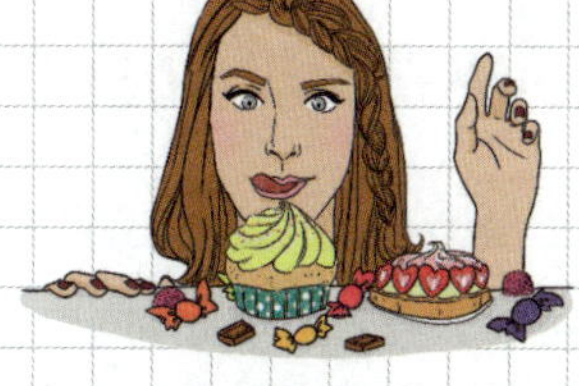

On a longtemps cru que les graisses étaient responsables de l'épidémie d'obésité en Occident. Il faut dire qu'à quantité égale, elles apportent deux fois plus de calories que les protéines ou que les sucres… C'était l'évidence !

Pourtant, il ne faut pas croire que toutes les graisses consommées vont directement se loger dans les capitons ou alimenter votre cellulite : les graisses tiennent des rôles importants dans l'organisme : fabrication de certaines hormones, fluidification des membranes cellulaires, apport de nutriments essentiels (les fameux oméga-3, par exemple), mais elles ont surtout un rôle énergétique ! Cependant, avec la surconsommation de glucides, le corps s'est habitué à brûler les glucides et à stocker les graisses.

Le phénomène de prise de poids est directement lié aux sucres, et plus généralement aux glucides à IG élevé : c'est le pic glycémique qui suit leur consommation qui favorise le stockage des graisses !

Ce programme low carb permet justement de faciliter l'utilisation des graisses par l'organisme et de limiter leur stockage !

Certaines graisses favorisent la lipolyse (le phénomène de déstockage des graisses, et donc de perte de poids) : les graisses insaturées présentes dans l'huile d'olive ou de colza, l'avocat, les noix, les amandes… Privilégiez toujours les graisses végétales, plus saines et plus riches en acides gras insaturés.

Le piège des allégés

Beurre léger, crème fraîche à 5 % de matière grasse, yaourts à 0 %, sodas light… Les produits allégés ou light ont envahi les rayonnages des grandes surfaces ! Certains produits sont effectivement assez intéressants dans la mesure où les quantités consommées ne sont pas augmentées (crème fraîche légère, par exemple), mais quand on regarde de plus près les étiquettes, on constate que la réduction en graisses est généralement compensée par l'ajout d'épaississants, de gélifiants, de colorants, parfois même de conservateurs, mais aussi… de sucre ! Il faut bien pallier le manque de goût et rectifier la texture grâce au sucre pour proposer un produit agréable en bouche !

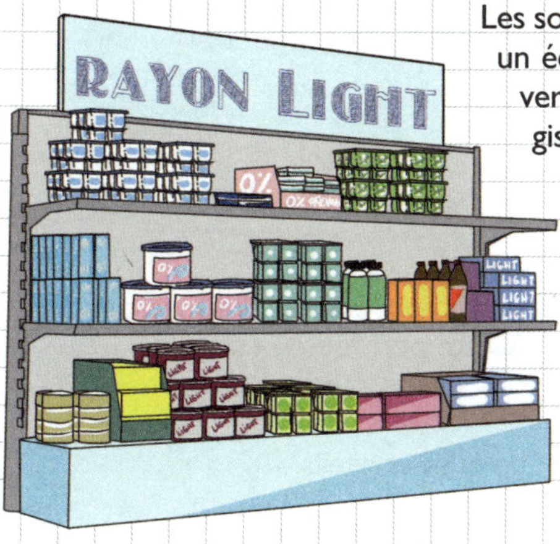

Les sodas light ne valent guère mieux : le sucre y est remplacé par un édulcorant (dont certains, tel l'aspartame, sont très controversés quant à leur innocuité pour la santé). Le cerveau enregistre la saveur sucrée, mais n'ayant pas son dû, déclenche ensuite la sensation de faim ou d'envie de sucré ! Eh oui : le sucre appelle le sucre !

Mieux vaut consommer des aliments naturels, simples (yaourt nature, fromage ordinaire…) et en quantité raisonnable qu'avoir recours à des produits light.

Cessez d'être dans l'artificiel avec les produits light, revenez vers les produits naturels, plus sains !

Mes conseils perso

J'arrête de compter les calories

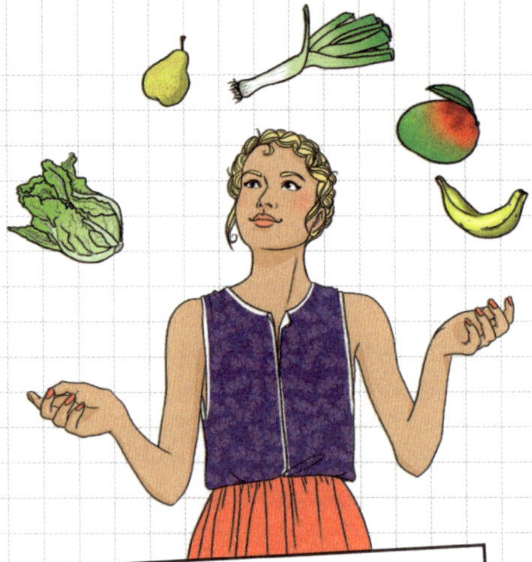

Oubliez les calories, délivrez-vous de ce carcan ! D'ailleurs, toutes les calories ne se valent pas : certaines sont « creuses » ou « vides », car elles ne sont pas associées à des nutriments essentiels. Il s'agit par exemple des sucres et farines raffinés, très pauvres en vitamines, minéraux et composés antioxydants. Privilégiez les « bonnes calories » : celles qui sont associées à des fibres et à des nutriments indispensables au bon fonctionnement de l'organisme ! Celles-ci se trouvent dans les fruits et légumes frais et secs, les céréales non raffinées...

Le saviez-vous ?
Les protéines demandent beaucoup d'énergie pour être assimilées par l'organisme, contrairement aux graisses et aux sucres, et elles sont utilisées pour le renouvellement cellulaire, la construction musculaire... Elles ne sont pas stockées.

J'oublie les produits light

Vous l'avez compris, les produits allégés et light ne sont pas vos amis. Revenez à l'essentiel : des produits bruts, naturels, sans additifs ni édulcorants artificiels !

Je remplace...	Par...
Les yaourts à 0 % (nature ou aux fruits)	Des yaourts nature classiques
Les céréales spécial ligne	Des flocons de céréales (avoine, orge, épeautre...)
Les sodas light	De l'eau gazeuse + 1 petit filet de jus de citron
Le fromage allégé	Du fromage ordinaire (environ 30 g par jour)
Les édulcorants	Du sucre naturel à IG bas **en petite quantité** (variez-les)

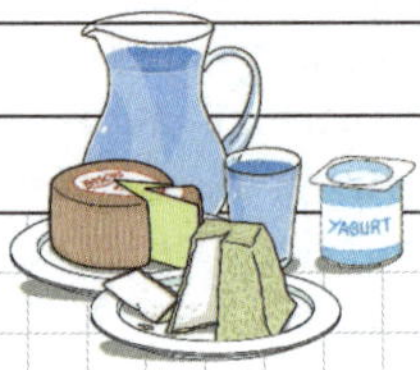

Certains produits sont néanmoins intéressants : les compotes sans sucre ajouté (il n'y a que le sucre du fruit), la crème légère (à condition de ne pas en augmenter les quantités)...

Je remets les compteurs à zéro

Après avoir traqué les calories et le gras pendant plusieurs mois, voire plusieurs années, votre organisme va passer par une période de transition pendant laquelle il va devoir s'habituer à fonctionner différemment : brûler les graisses que vous mangez au lieu de les stocker ! Cette période de transition peut parfois se traduire par une stagnation du poids... Votre organisme ne sait plus où il en est, il faut le comprendre !
Pour éviter que ce temps de stagnation se prolonge, voici quelques conseils.

Je privilégie les IG < 35 pour ma « phase d'attaque »

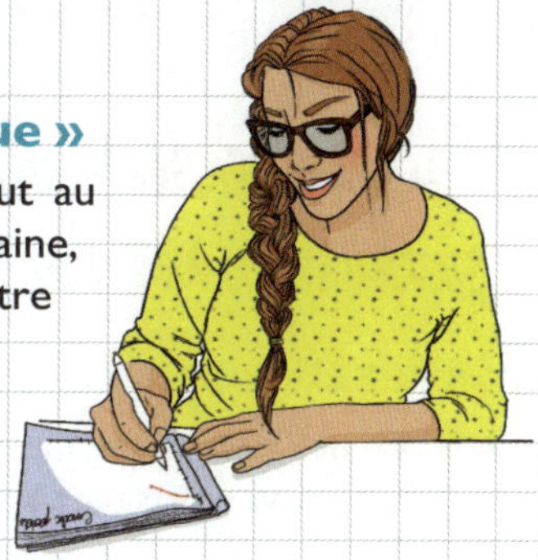

Piochez quotidiennement dans les aliments à IG < 35, surtout au début de votre programme low carb (pendant la première semaine, qui correspond à une « phase d'attaque »), le temps que votre corps s'habitue à ce nouveau mode de fonctionnement : pain intégral Montignac, tranches de pain Wasa® fibres, quinoa, légumes verts et secs... Vous allez ainsi secouer votre organisme et le forcer à puiser dans les graisses de réserve !

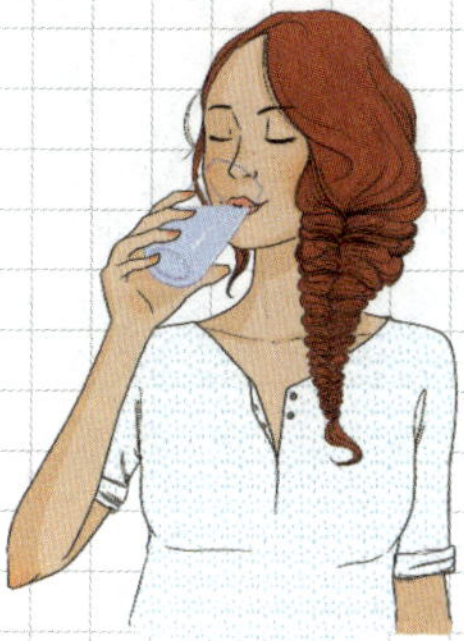

Je respecte mes sensations de faim et de satiété

Fiez-vous à vos sensations de faim et de satiété : votre organisme ne doit plus se sentir privé ! Pour cela, pensez à manger lentement et à bien mastiquer. Vous n'avez plus faim pour le dessert ? Vous le mangerez plus tard !

Si vous pensez avoir faim entre les repas, prenez un grand verre d'eau plate ou pétillante (ou un thé ou une tisane) et patientez au moins 20 minutes. Si la sensation de faim est toujours présente, accordez-vous une collation saine low carb : une portion de fruits rouges, quelques amandes, un laitage nature avec 1 cuillerée à soupe de son d'avoine...

Je me réconcilie avec la nourriture

À chasser les calories sans arrêt, vous entretenez une relation conflictuelle avec la nourriture ! Le but est donc de retrouver une certaine harmonie avec votre alimentation afin d'adopter définitivement une bonne hygiène de vie. Acceptez de manger des aliments gras et caloriques quand il s'agit de « bon gras » (amandes, avocat, graines de courge ou de sésame...) et même de vous faire plaisir de temps en temps avec un cheat meal (voir p. 49) ! Une fois que vous serez familiarisée avec les IG bas et que vous aurez trouvé les quantités qui vous conviennent (CG maximale), vous vous sentirez libérée !

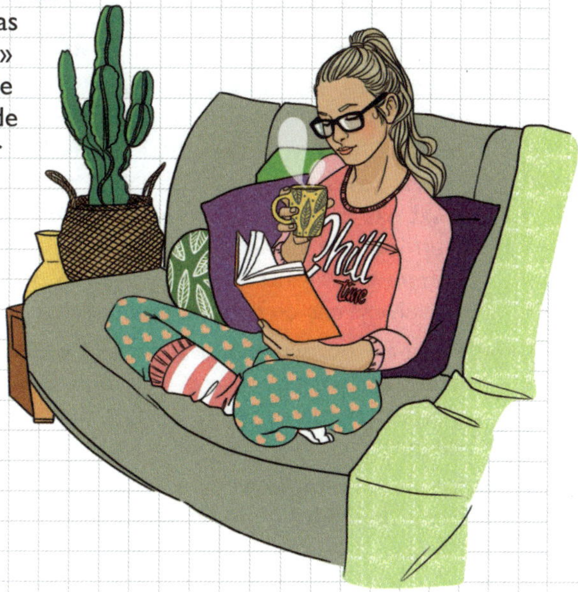

Acceptez de passer par une période de stagnation de poids (elles sont fréquentes quand l'organisme a longtemps été en mode « économie d'énergie ») et accrochez-vous : vous les aurez, vos kilos en trop, tôt ou tard !

Ma feuille de route low carb spéciale régimeuse convertie

Mes repères

→ Structurez votre alimentation en 3 repas (et une collation low carb si vous en avez besoin ; dans ce cas, allégez un peu le dîner).

→ Choisissez des aliments à IG < 35 pendant la première semaine : cela déclenchera la perte de poids comme un effet starter (semaine 1 des menus qui suivent : phase d'attaque).

→ Faites des repas complets qui vous permettront d'être rassasiée tout au long de la journée.

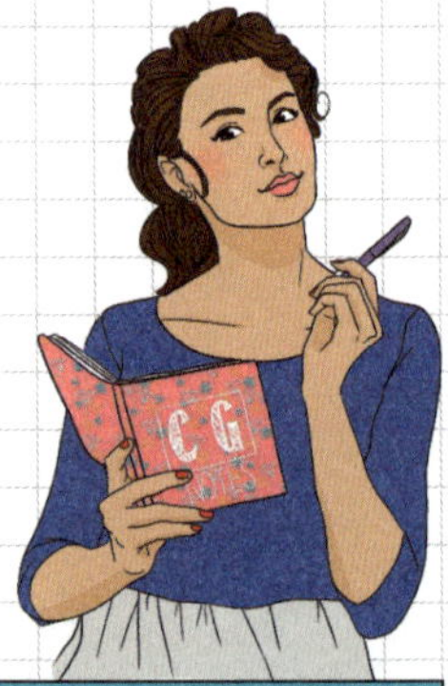

Petit déjeuner (voir exemples p. 71) :	Déjeuner et dîner
Thé, café ou infusion Pain à IG < 35* (Wasa® fibres, pain intégral Montignac) OU flocons de céréales à IG bas (quinoa, orge) sans sucre : quantité variable selon votre CG max 1 aliment protéiné (laitage, fromage, jambon, œuf…) +/– 1 fruit à IG < 35*	Légumes à volonté (crudités et/ou légumes cuits) 100 à 125 g de viande ou poisson OU 2 œufs 100 à 200 g de céréales/féculents IG < 35* OU du pain IG < 35* (quantité variable selon votre CG max) 30 g de fromage ou 1 laitage nature 1 fruit IG < 35* ou 1 compote sans sucre ajouté

* Phase d'attaque

→ Essayez dans la mesure du possible de limiter votre CG max à 60 par jour, surtout si vous avez suivi dernièrement un régime assez restrictif.

→ Pesez-vous une fois par semaine maximum. Il est tentant en début de programme de se peser plus souvent : vous avez hâte de vérifier que vos efforts payent, mais sachez que la perte de poids n'est pas linéaire et que les variations de poids d'un jour à l'autre sont normales (dans un sens comme dans l'autre), même chez les personnes qui ne suivent pas de programme minceur.

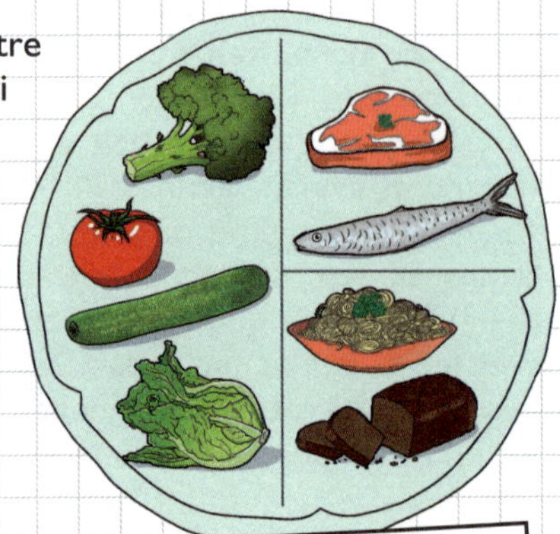

Les aliments à IG < 35 sont à privilégier pendant la phase d'attaque. Vous pouvez ensuite consommer des aliments à IG < 50.

→ Pensez à beaucoup boire : 1,5 litre d'eau plate de préférence, ou de tisane, par jour. Si vous n'aimez pas l'eau nature, ajoutez-y un petit filet de citron ou de Pulco® citron.

→ Bougez le plus souvent possible : votre profil a tendance à faire de la résistance à la perte de poids ! L'activité physique est indispensable pour réactiver votre métabolisme de base.

Mon petit déjeuner low carb

Voici quelques exemples de petits déjeuners complets et surtout à IG < 35, spécialement étudiés pour la première semaine de votre programme low carb (phase d'attaque). Pour les 2e et 3e semaines, vous pouvez conserver le même petit déjeuner ou en choisir un à IG un peu plus élevé (50 max ; voir p. 31 et 51).

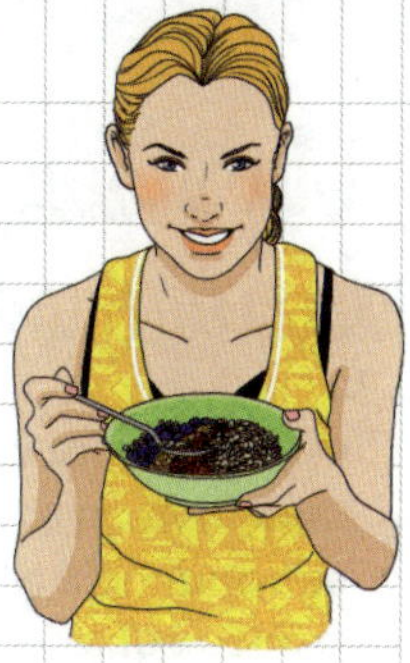

- Thé aux fruits rouges
- Müesli aux fruits

→ **CG = 7,5**

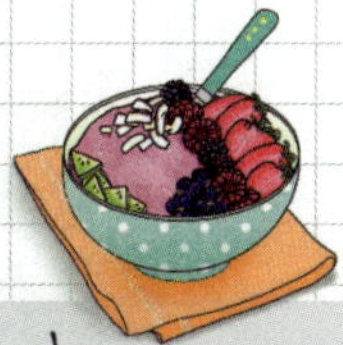

Müesli aux fruits (pour 1 personne) → **CG = 7,5**

Mélangez 150 g de fromage blanc avec 2 c. à s. de flocons d'orge ou de quinoa. Mixez 100 g de fruits à IG < 35 surgelés (myrtilles, framboises, pêche, poire, abricot). Versez le tout dans un bol et décorez avec 20 g d'un mélange de noix (amandes, noisettes, graines de courge…) et quelques morceaux de fruits frais.

- Thé vert menthe
- 1 Wasa® fibres + ¼ d'avocat + graines de sésame
- Porridge cru healthy

→ **CG = 7**

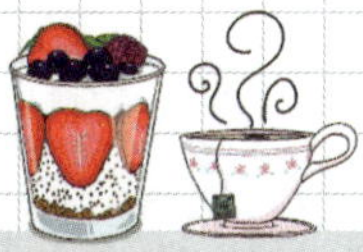

Porridge cru healthy (pour 1 personne) → **CG = 5**

La veille, mélangez 1 yaourt nature (de vache, de soja…) avec 1 c. à s. rase de graines de chia et 1 c. à s. bombée de son d'avoine. Ajoutez 1 c. à s. de baies de goji (ou 2 abricots secs coupés en petits morceaux). Le matin, ajoutez un peu de lait de vache ou végétal pour obtenir un mélange moins épais et dégustez.

- Boisson citron-gingembre-miel
- 1 tranche de pain intégral Montignac (40 g) grillé + beurre
- 1 fromage blanc nature
- 1 orange

→ **CG = 16,5**

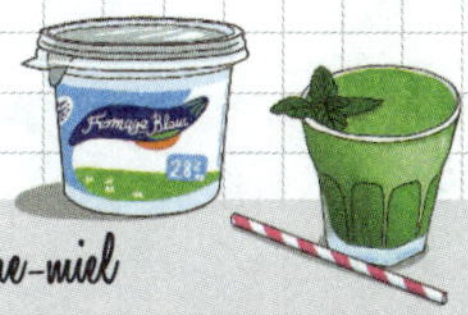

Boisson citron-gingembre-miel (pour 2 tasses) → **CG = 3 par tasse**

Lavez et coupez en morceaux 1 petit citron bio (ou la moitié d'un gros) avec la peau. Épluchez et râpez 1 cm de gingembre frais. Faites infuser le citron et le gingembre dans 60 cl d'eau bouillante pendant 5 min. Filtrez et ajoutez 20 g de miel d'acacia. Dégustez tiède.

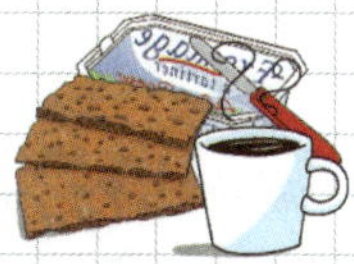

- Café noir
- 3 Wasa® fibres
  + 30 g de fromage frais
  + 1 tranche de jambon de volaille
- 3 abricots secs

→ **CG = 12**

Si vous n'avez pas faim au réveil, emportez une collation à consommer dans la matinée : 1 pomme et 1 dizaine d'amandes ou 1 « sandwich » fait avec 2 Wasa® fibres et du fromage frais !

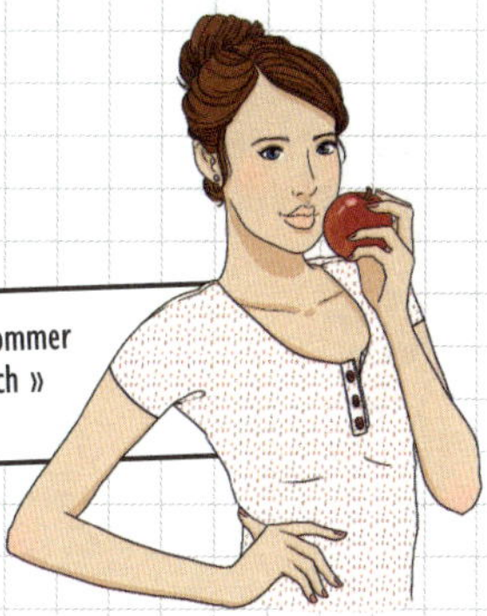

Mes menus low carb spécial régimeuse convertie

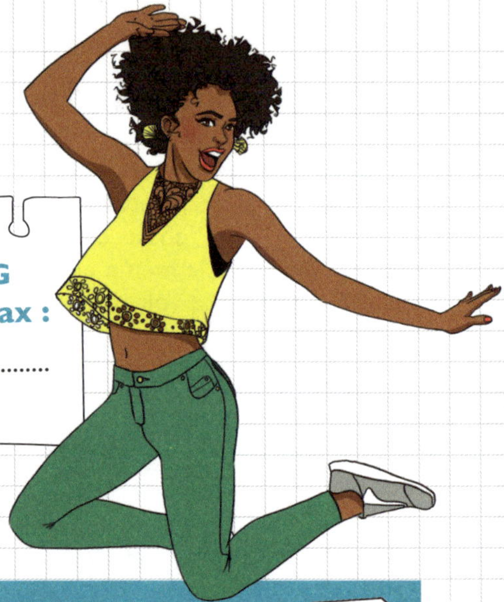

C'est parti pour 3 semaines de menus low carb, avec la CG indiquée pour chaque repas. La 1re semaine correspond à la phase d'attaque (IG < 35), les 2e et 3e semaines intègrent des aliments à IG < 50.

Je note ma CG journalière max :

....

1re semaine

JOUR 1

Déjeuner → CG = 20

- Radis à la croque
- Quinoto aux champignons et tofu fumé
  \+ 1 c. à s. de parmesan râpé
- 1 orange

Dîner → CG = 17

- Soupe de légumes aux vermicelles (voir recette p. 32)
- 2 œufs durs
- Salade verte + vinaigrette légère (voir recette p. 32)
- 1 yaourt nature
- 1 compote sans sucre ajouté

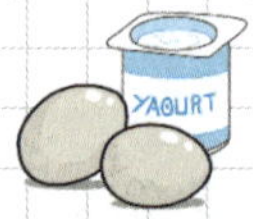

Vous trouverez le tofu fumé en magasin bio. Son goût délicatement fumé se marie parfaitement avec les champignons.

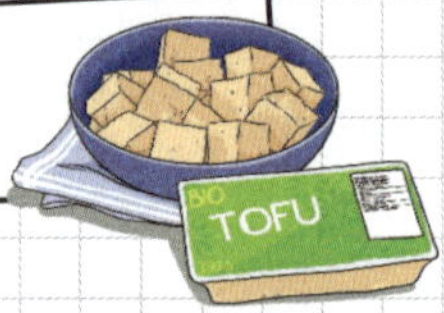

Évitez de mettre des pommes de terre ou des légumes à IG élevé dans votre soupe (potiron, panais…) pour votre phase d'attaque.

Quinoto aux champignons et tofu fumé (pour 4 personnes)

→ CG = 12,5 par personne

Lavez et coupez les pieds terreux de 500 g de champignons de Paris, puis émincez-les. Épluchez et émincez 1 oignon. Rincez 200 g de quinoa. Faites revenir l'oignon dans 1 c. à s. d'huile d'olive, puis ajoutez le quinoa. Salez, poivrez et couvrez d'eau. Faites cuire pendant environ 15 min en ajoutant un peu d'eau si besoin (jusqu'à ce qu'on voie les germes du quinoa). Faites cuire les champignons dans une poêle antiadhésive et coupez 200 g de tofu fumé en dés. Intégrez le tofu et les champignons dans le quinoa et faites chauffer pendant 2 min supplémentaires.

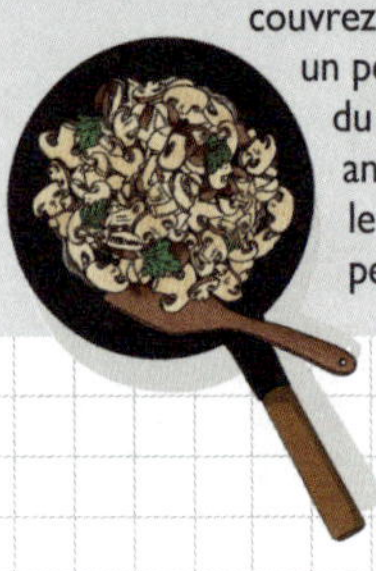

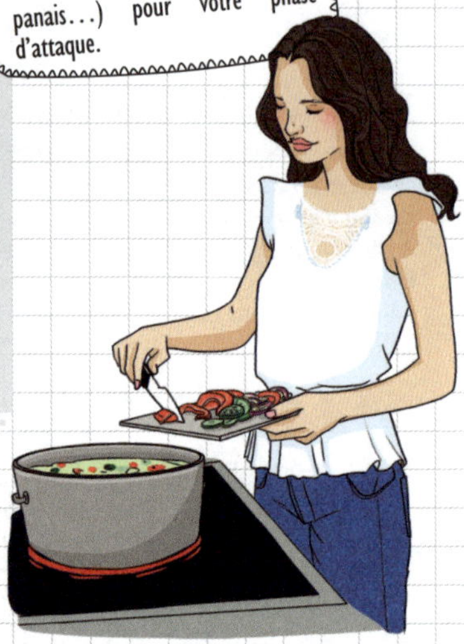

JOUR 2

Déjeuner → CG = 13

- 1 ramequin de macédoine de légumes (conserve) + 1 portion de mayonnaise légère
- 1 cuisse de poulet rôti (sans la peau)
- Fenouil braisé
- 1 yaourt au soja nature + 1 poignée de fruits rouges
- 3 Wasa® fibres

Si vous n'aimez pas les yaourts au soja, prenez un yaourt nature, au lait de vache, chèvre ou brebis.

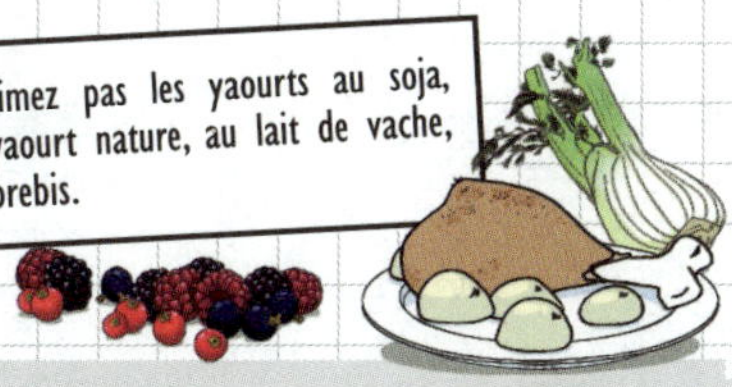

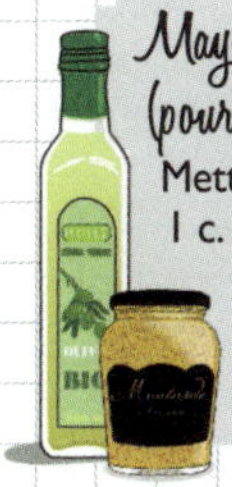

Mayonnaise légère (pour 2 portions)

→ CG = 1 par portion

Mettez 1 jaune d'œuf cuit (dur) dans un bol. Ajoutez 1 c. à c. de moutarde et 1 c. à s. d'huile d'olive ou de colza. Fouettez bien, salez, poivrez, puis intégrez 80 g de fromage blanc (au lait de vache ou de brebis).

Dîner → CG = 14

- Soupe de poisson express
- Salade d'endives + vinaigrette légère
- 1 compote de pommes sans sucre ajouté

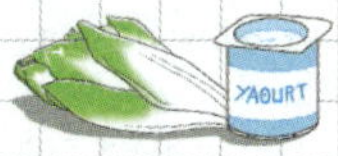

Soupe de poisson express (pour 1 personne)

→ CG = 7,5

Préparez une rouille à partir de la recette de mayonnaise légère ci-dessus : ajoutez-y du paprika et 1 gousse d'ail hachée. Préparez vos croûtons avec une tranche de pain intégral Montignac grillé (IG = 34) ou 2 tranches de Wasa® fibres coupées en morceaux. Remplissez 1 bol de soupe de poisson de bonne qualité (pot en verre, Label Rouge®). Tartinez vos croûtons de rouille et ajoutez 20 g de fromage râpé. Dégustez !

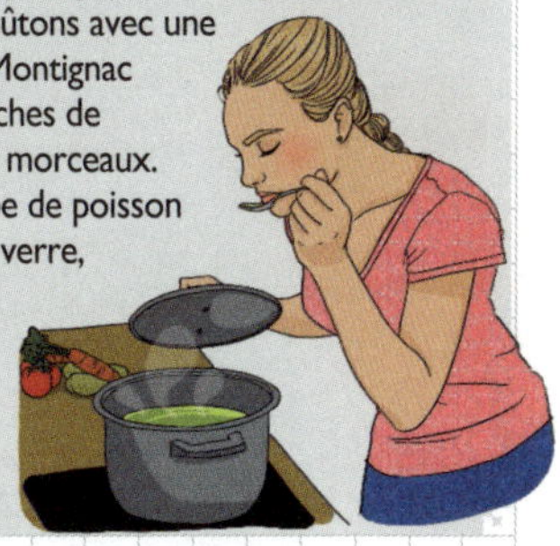

JOUR 3

Déjeuner → CG = 17

- Salade de concombre + 25 g de feta + vinaigrette légère
- Steak haché à 5 % de matière grasse au gril
- Panisse
- 1 pomme

Vous pouvez utiliser de la panisse toute prête, vendue au rayon des pâtes fraîches : tranchez-en 125 g environ et faites-la dorer à la poêle.

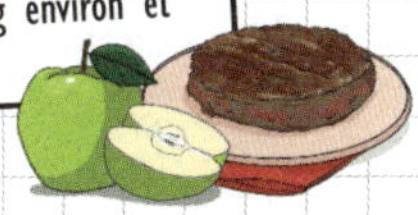

Panisse (pour 4 personnes)

→ CG = 6,5 par personne

Faites bouillir 40 cl d'eau salée. Hors du feu, versez en pluie 125 g de farine de pois chiches et mélangez énergiquement au fouet (s'il reste quelques grumeaux, ce n'est pas un problème !). Ajoutez un peu de cumin en poudre, remettez la casserole sur le feu et faites cuire pendant 2 à 3 min en mélangeant sans arrêt. Versez la préparation dans un plat et étalez sur une épaisseur d'environ 1 cm. Laissez refroidir complètement. Découpez en morceaux et faites dorer à la poêle avec 2 c. à s. d'huile d'olive.

Dîner → CG = 12,5

- Soupe de légumes aux vermicelles
- Omelette aux fines herbes (faite avec 2 œufs)
- Salade de mesclun + vinaigrette légère
- 2 petits-suisses nature + 2 c. à s. de coulis de fruits

La soupe a un effet très rassasiant. Consommée en début de repas, elle remplit l'estomac et sa CG est faible, surtout si vous utilisez des légumes à bas IG.

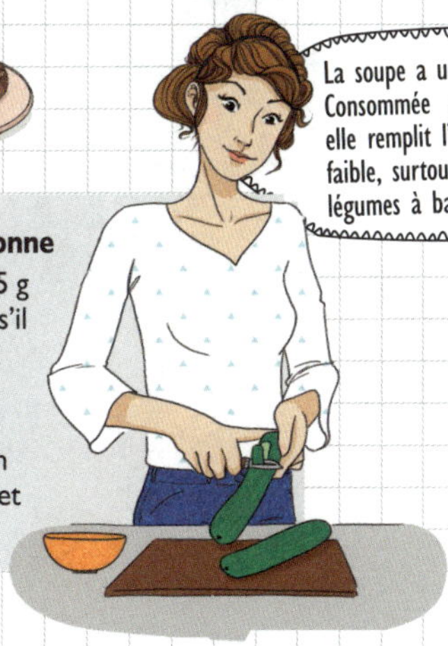

JOUR 4

Déjeuner → CG = 20

- Salade de mâche
  + vinaigrette légère
- Filet de cabillaud cuit au court-bouillon
- 150 g de quinoa + épinards sautés
- Salade d'agrumes

Vous avez un petit creux dans l'après-midi ?
Prenez un laitage nature (au lait de vache, chèvre, brebis ou soja) avec 1 c. à s. de son d'avoine.
→ CG = 2,5

Dîner → CG = 11

- Carottes râpées
  + vinaigrette légère
- 1 à 2 tranches de jambon blanc
- 200 g de purée de pois cassés surgelée (ou rayon frais)
- 2 clémentines

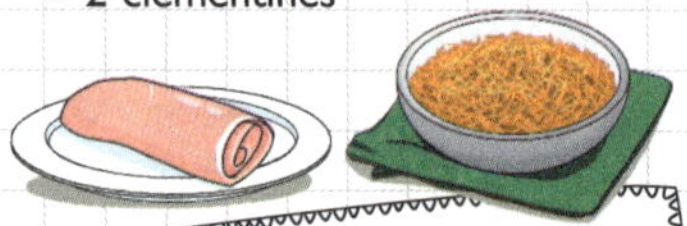

Les carottes consommées crues ont un IG très bas (20). Cuites, leur IG s'élève à 40.

Salade d'agrumes (pour 4 personnes) **→ CG = 7 par personne**

Pelez à vif 2 oranges sanguines (ou ordinaires) et 1 pamplemousse. Prélevez les quartiers. Lavez et tranchez finement quelques kumquats. Mélangez les agrumes, ajoutez le jus d'½ citron et 2 c. à s. de miel d'acacia. Parfumez avec de la menthe ciselée et servez bien frais.

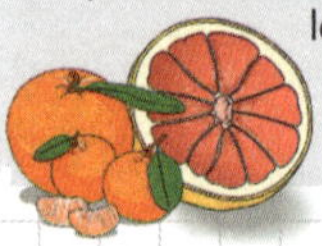

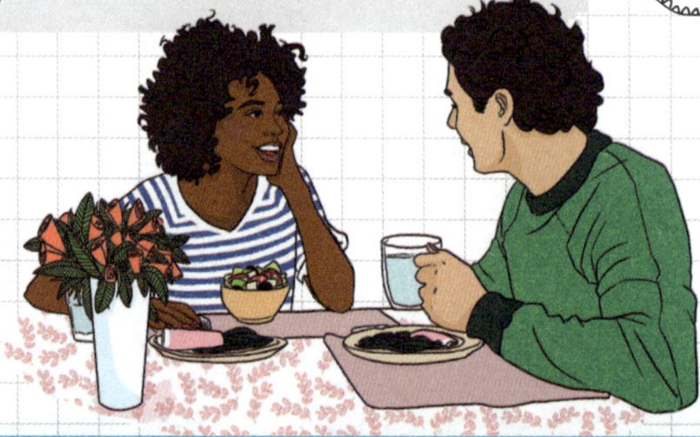

JOUR 5

Déjeuner → CG = 17

- Salade d'orge perlé (100 g cuit), petits pois (50 g), thon au naturel, tomates, graines de courge
  + vinaigrette légère
- 1 faisselle nature
- 1 pomme

Vous trouverez de l'orge perlé en magasin bio.

Dîner → CG = 11,5

- 50 à 100 g de carpaccio de bœuf
  + copeaux de parmesan
- Feuilles d'endives farcies
- 1 compote sans sucre ajouté

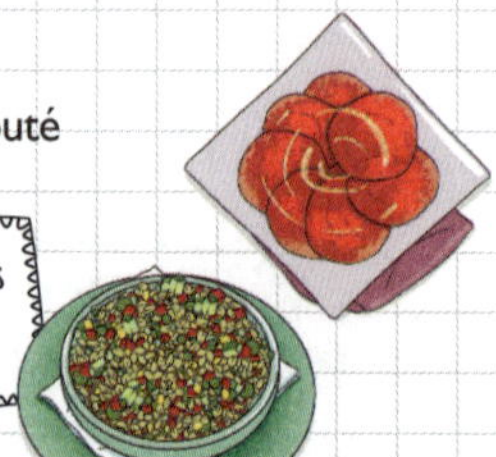

Vous pouvez remplacer les amandes par des noisettes ou des noix.

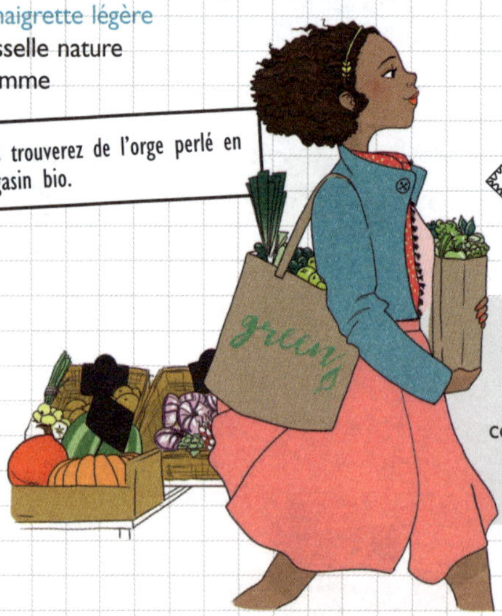

Feuilles d'endives farcies (pour 1 personne) **→ CG = 6,5**

Lavez et séchez 4 à 5 feuilles d'endives. Mélangez 100 g de pois chiches égouttés avec 1 échalote hachée, ¼ de concombre coupé en morceaux très fins et 2 c. à s. d'amandes grossièrement concassées. Assaisonnez avec de la vinaigrette légère. Farcissez les feuilles d'endives et parsemez de coriandre fraîche.

JOUR 6

Déjeuner → CG = 13,5

- Tomate + ¼ de boule de mozzarella + vinaigrette légère
- Blanc de poulet grillé
- Haricots verts sautés à l'ail et au persil
- 1 orange
- 2 Wasa® fibres

Attention à la mozzarella : elle contient environ 20 % de graisses. Consommez-la comme un fromage classique (30 g environ).

Dîner → CG = 10

- Soupe de champignons
- 1 œuf au plat
- Salade verte + vinaigrette légère
- 1 yaourt nature + 1 compote sans sucre ajouté
- 2 Wasa® fibres

Vous pouvez remplacer les Wasa® fibres par 1 tranche de pain intégral Montignac.

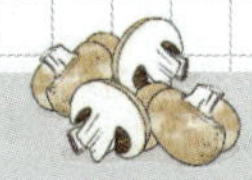

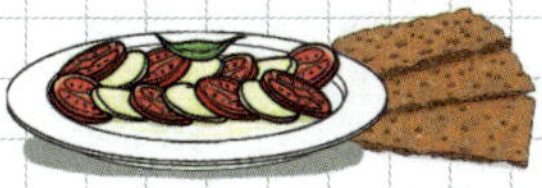

Soupe de champignons (pour 1 personne) → CG = 1,5

Lavez et enlevez les pieds terreux de 150 g de champignons de Paris frais. Dans une casserole, faites revenir 1 petite échalote hachée avec 1 c. à c. d'huile d'olive. Ajoutez les champignons, faites suer et couvrez d'eau. Salez et laissez cuire pendant 5 à 10 min. Versez dans un blender, ajoutez 1 c. à s. de crème légère ou de soja et mixez finement. Ajustez la quantité d'eau et dégustez.

JOUR 7

Déjeuner → CG = 14

- Céleri râpé + 1 à 2 portions de mayonnaise légère
- Steak grillé
- 150 g de lentilles vertes
- 1 compote sans sucre ajouté

Dîner → CG = 23

- Salade gourmande au quinoa
- 1 poire
- 1 tasse de lait d'amandes ou de vache (sans sucre ajouté) chaud + 1 c. à c. de cacao + 1 c. à c. de sucre de coco

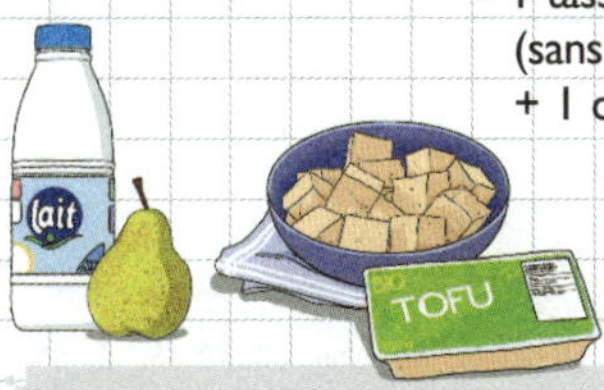

Pour un repas veggie, remplacez le blanc de dinde par du tofu aux herbes.

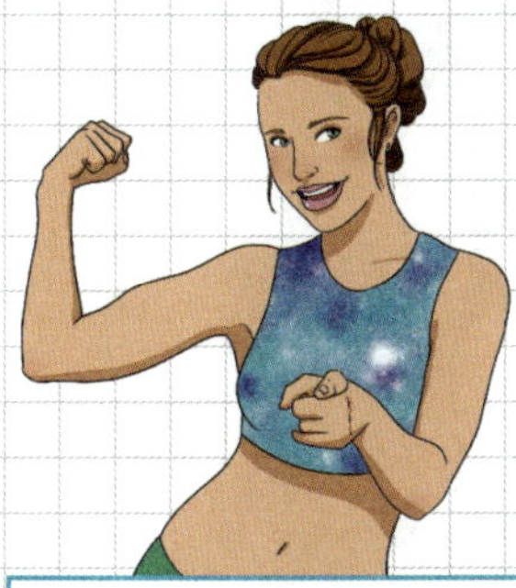

Salade gourmande au quinoa (pour 4 personnes) → CG = 12 par personne

Faites cuire 150 g de quinoa cru, égouttez et laissez refroidir. Ajoutez la moitié d'1 petite boîte de pois chiches égouttés, 1 avocat et 200 g de blanc de dinde coupé en petits morceaux. Épluchez et hachez 1 oignon rouge, puis ajoutez-le également avec 2 grosses poignées de roquette et 40 g de noisettes grossièrement concassées. Assaisonnez avec 2 c. à s. de jus de citron et 3 c. à s. d'huile d'olive ou de noix. Salez, poivrez et servez bien frais.

Vous êtes arrivée au bout de cette première semaine « d'attaque ». Bravo, vous avez fait le plus dur ! La 2e semaine intègre des aliments à IG < 50. Continuez de bien respecter votre CG !

2e semaine

JOUR 1

→ CG = 20,5 Déjeuner

- Taboulé de brocoli
- Aiguillettes de canard poêlées
- ½ mangue
- 50 g de pain intégral

→ CG = 21 Dîner

- 1 tranche de rôti de dinde froid
- Wok de légumes sautés (oignon, brocoli ou courgettes + sauce soja) + 100 g de riz basmati semi-complet
- 1 yaourt nature + 1 compote sans sucre ajouté

Vous pouvez remplacer les noisettes par des amandes ou des graines de courge.

Taboulé de brocoli (pour 4 personnes)

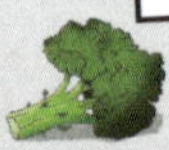

→ CG = 2 par personne

Prélevez les bouquets d'une petite tête de brocoli, lavez-les et passez-les au mixeur jusqu'à l'obtention d'une semoule. Ajoutez 1 oignon rouge haché, 80 g de feta émiettée et 2 tomates coupées en morceaux. Lavez et ciselez des feuilles de menthe et concassez 50 g de noisettes. Assaisonnez avec de la vinaigrette légère.

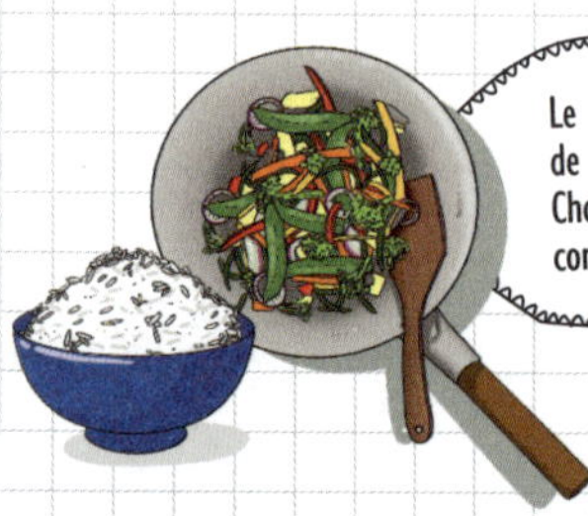

Le riz basmati est la variété de riz qui a l'IG le plus faible. Choisissez-le complet ou semi-complet, et bio de préférence.

JOUR 2

→ CG = 15,5 Déjeuner

- Salade de foies de volaille
- 30 g de fromage de chèvre frais
- ¼ d'ananas
- 2 Wasa® fibres

→ CG = 19 Dîner

- Soupe de légumes de saison (sans vermicelles)
- 1 œuf coque + 50 g de mouillettes de pain intégral
- Salade de roquette + vinaigrette légère
- 1 yaourt au soja + 1 compote sans sucre ajouté

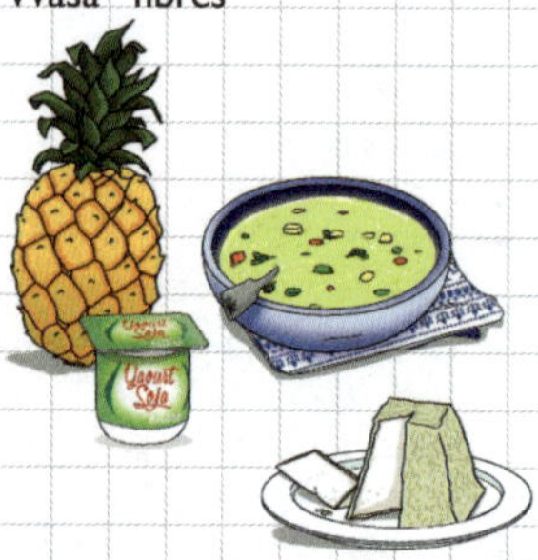

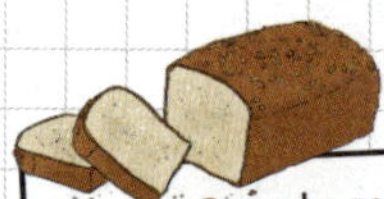

Vous trouverez du pain intégral en magasin bio, mais aussi dans certaines boulangeries. Les pains suivants sont aussi low carb : Energus 10®, ProBody®, Le Pain des femmes®, Vistaforme®, Diabemix®. Testez-les !

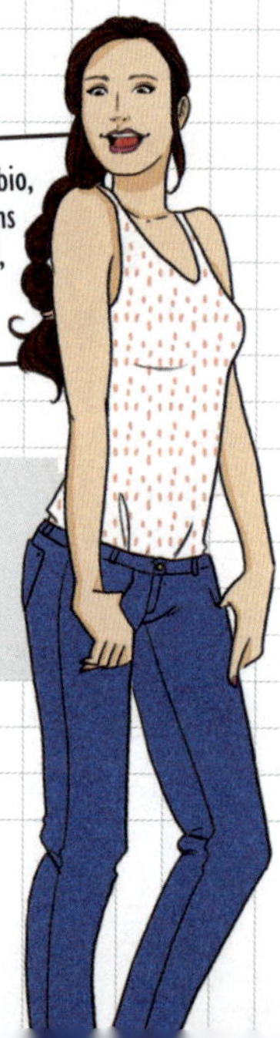

Salade de foies de volaille (pour 1 personne)

→ CG = 3

Mettez 2 belles poignées de mesclun dans une assiette. Ajoutez quelques tomates cerise coupées en deux, 2 cœurs de palmier coupés en tronçons, des champignons de Paris émincés et 100 g de foies de volaille poêlés. Assaisonnez avec de la vinaigrette légère.

JOUR 3

→ CG = 9 *Déjeuner*

- 100 g de salade de pois chiches à l'échalote
  + vinaigrette légère
- Pavé de saumon au four
- Épinards sautés
- 1 fromage blanc nature
  + 2 c. à s. de coulis de fruits

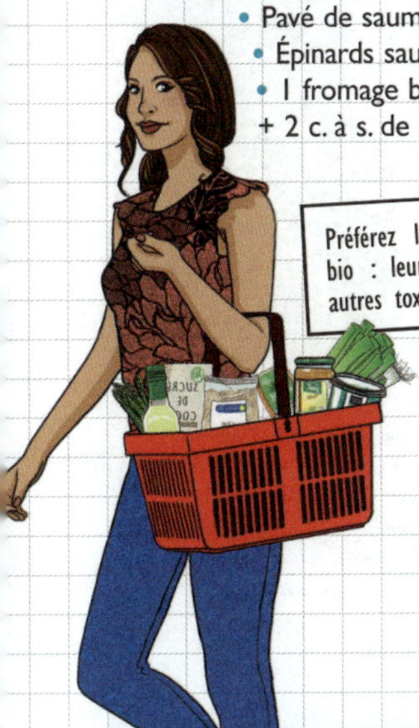

Préférez les pavés de saumon étiquetés bio : leur teneur en métaux lourds et autres toxiques est réglementée.

→ CG = 18 *Dîner*

- Salade verte + 25 g de dés de tomme de brebis
  + vinaigrette légère
- Risotto de sarrasin au bacon
- 2 clémentines

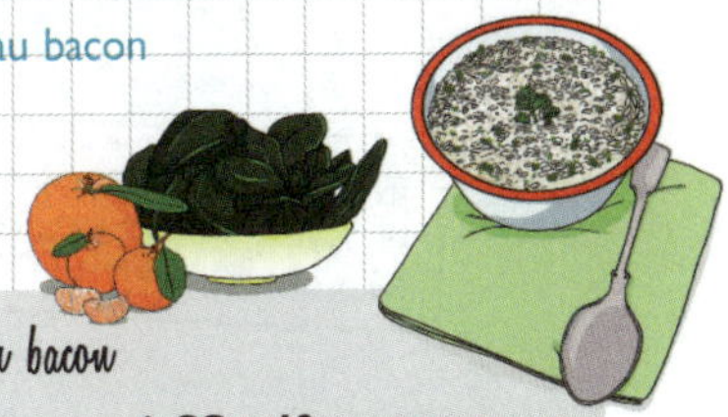

Risotto de sarrasin au bacon (pour 4 personnes)

→ CG = 13 par personne

Pelez et hachez 1 oignon, puis faites-le suer dans une casserole avec 1 c. à s. d'huile d'olive. Rincez 200 g de grains de sarrasin, puis ajoutez-les avec 200 g de lardons de bacon et couvrez d'eau. Salez, poivrez. Couvrez et laissez cuire 20 min environ en mélangeant de temps en temps. Saupoudrez de persil ou de coriandre avant de servir.

Vous pouvez aussi réaliser cette recette avec du quinoa ou de l'orge perlé (ajustez le temps de cuisson : l'orge est plus long à cuire).

JOUR 4

→ CG = 22 *Déjeuner*

- Salade fraîcheur : mesclun, radis émincés, tomates cerise, concombre, feta (30 g)
  + vinaigrette légère
- Rosbif froid
- 1 pomme
- 50 g de pain intégral

Variante : ajoutez 150 g cuit de boulgour complet ou de blé (type Ebly®) et supprimez le pain.

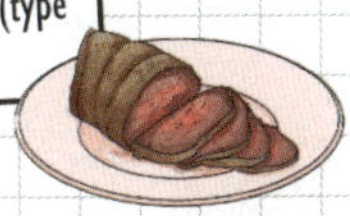

→ CG = 14 *Dîner*

- Salade d'endives + vinaigrette légère
- Flan-cake aux poireaux
- 1 yaourt nature
- 1 compote sans sucre ajouté
- 2 Wasa® fibres

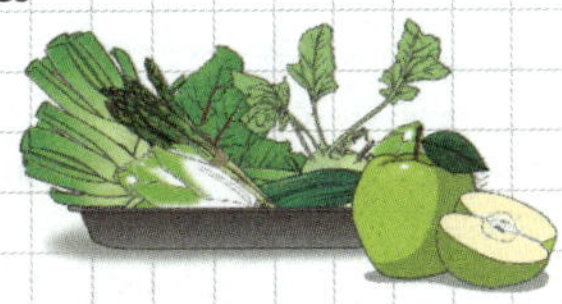

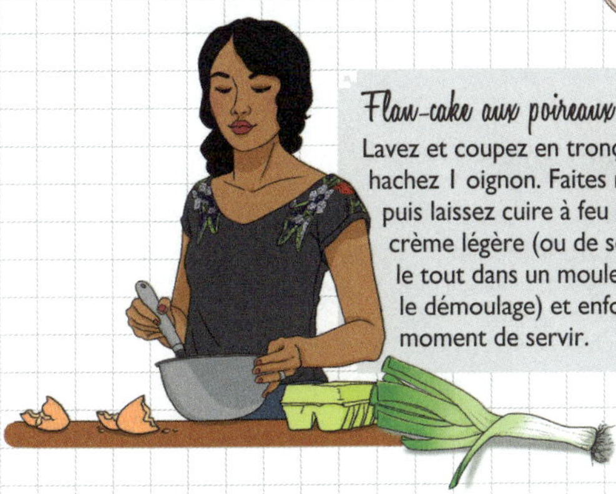

Flan-cake aux poireaux (pour 4 personnes)

→ CG = 2 par personne

Lavez et coupez en tronçons 3 beaux poireaux (ôtez les parties trop vertes). Épluchez et hachez 1 oignon. Faites revenir les légumes avec 2 c. à s. d'huile d'olive dans une poêle, puis laissez cuire à feu moyen 15 min. Pendant ce temps, mélangez 4 œufs avec 20 cl de crème légère (ou de soja) dans un saladier. Ajoutez les légumes, salez et poivrez. Versez le tout dans un moule à cake antiadhésif (ou tapissé de papier cuisson pour faciliter le démoulage) et enfournez pour 45 min à 180 °C (th. 6). Découpez en tranches au moment de servir.

JOUR 5

→ CG = 21 Déjeuner

- Taboulé de boulgour complet
- Brochette de poulet grillé
- 1 poire

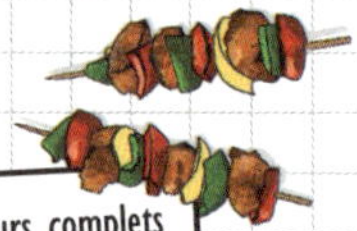

Vous trouverez différents boulgours complets en magasin bio. Choisissez les boulgours de blé, d'épeautre, d'orge ou de sarrasin.

→ CG = 9,5 Dîner

- Steak de soja aux petits légumes
- Chou-fleur braisé
- 1 yaourt nature
  + 2 c. à s. de coulis de fruits
- 2 Wasa® fibres

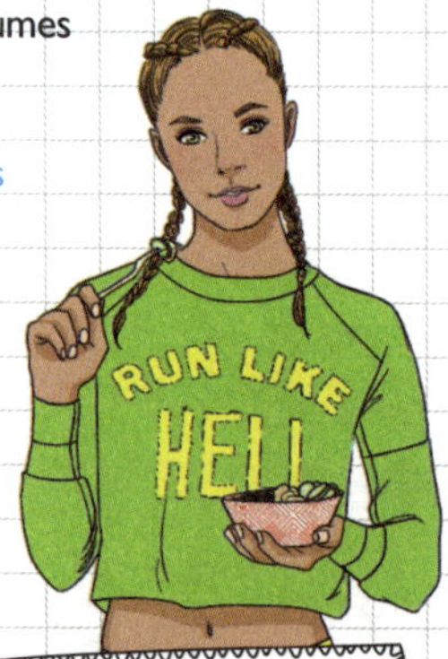

Taboulé de boulgour complet (pour 4 personnes)

→ CG = 15 par personne

Faites cuire 150 g de boulgour complet à l'eau bouillante salée, puis égouttez et laissez refroidir. Ajoutez 4 tomates coupées en petits morceaux, 1 oignon blanc haché, ½ concombre coupé en petits cubes, ½ poivron haché et 100 g de mimolette taillée en cubes. Assaisonnez avec 2 c. à s. de jus de citron et 4 c. à s. d'huile d'olive. Salez et ajoutez des feuilles de menthe ciselée (n'ayez pas peur d'en mettre beaucoup !). Servez bien frais.

Choisissez des steaks de soja de qualité : dans l'idéal, ils doivent apporter au minimum 15 g de protéines et au maximum 10 g de graisses.

JOUR 6

→ CG = 15 Déjeuner

- Steak haché à 5 % de matière grasse grillé
- Poêlée de poivrons tricolores + 100 g de quinoa
- 1 yaourt au soja nature + 100 g de fruits de saison coupés en morceaux (fraises, nectarine, poire…)

Choisissez bien des steaks hachés à 5 % de matière grasse !

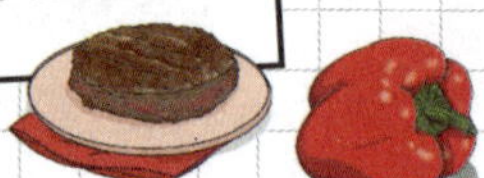

→ CG = 16 Dîner

- Soupe de lentilles corail à la tomate
- Salade d'endives aux noix (3) et gruyère (20 à 30 g)
  + vinaigrette légère
- 1 compote sans sucre ajouté

Les lentilles apportent des protéines végétales : 12 g environ par portion de soupe !

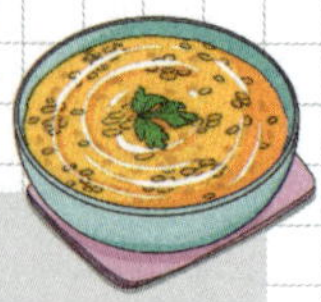

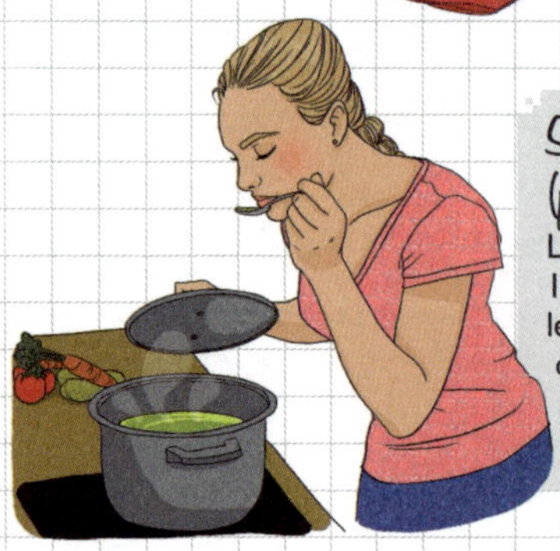

Soupe de lentilles corail à la tomate (pour 4 personnes)

→ CG = 10 par personne

Lavez et égouttez 200 g de lentilles corail. Dans une casserole, faites revenir 1 oignon émincé avec 1 c. à s. d'huile d'olive pendant 5 min. Ajoutez les lentilles, 1 boîte de tomates concassées (ou pelées) d'environ 400 g et 80 cl d'eau. Saupoudrez d'épices de votre choix (curcuma, cumin, gingembre…). Laissez cuire pendant 25 min environ (ajoutez un peu d'eau si besoin en cours de cuisson). Mixez, salez selon votre goût et servez.

JOUR 7

CHEAT MEAL ! Déjeuner

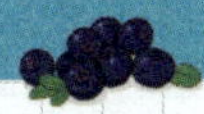

→ CG = 14 Dîner

Cela fait presque 2 semaines que vous suivez ces menus low carb, vous avez bien mérité votre cheat meal !

- ………………………………………………………
- ………………………………………………………
- ………………………………………………………
- ………………………………………………………

- Petits calamars au curry
- 100 g de spaghettis semi-complets cuits *al dente*
- 1 faisselle nature
  + 100 g de myrtilles décongelées

Faites-vous plaisir et mangez sans culpabiliser !

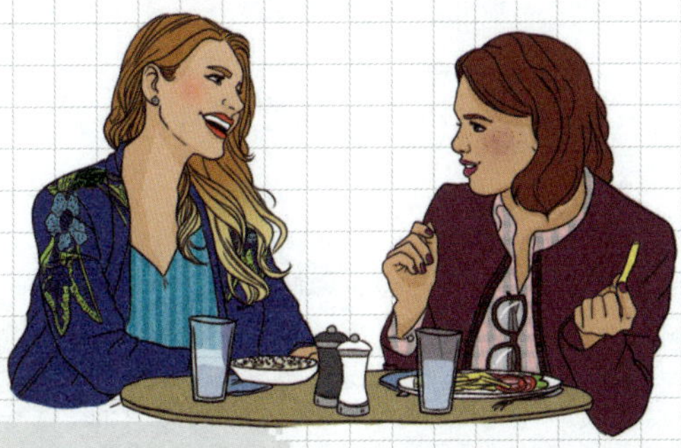

Petits calamars au curry (pour 4 personnes) **→ CG = 1 par personne**

Dans une sauteuse, faites revenir 1 oignon haché avec 1 c. à s. d'huile d'olive ou de coco (désodorisée). Ajoutez 200 g de champignons de Paris émincés. Saupoudrez de curry en poudre et incorporez 10 cl de crème légère. Laissez réduire pendant 5 min. Intégrez 500 g de petits calamars décongelés et faites cuire encore quelques minutes. Décorez de persil ou de coriandre et servez.

Variante : remplacez les calamars par des crevettes, des cubes de poisson (espadon, saumon) ou du tofu pour une version veggie.

3e semaine

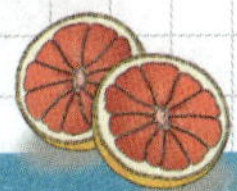

JOUR 1

→ CG = 18 Déjeuner

- ½ pamplemousse
- Escalope de dinde poêlée
- Épinards sautés + 100 g de boulgour complet
- 1 yaourt nature

→ CG = 13 Dîner

- Brouillade d'œufs aux pointes d'asperges
- Salade de mâche + vinaigrette légère
- 30 g de bûche de chèvre
- 1 compote sans sucre ajouté
- 30 g de pain intégral

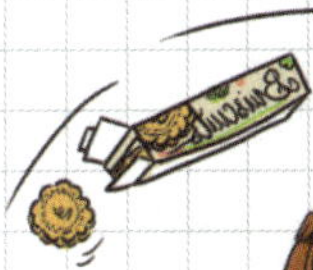

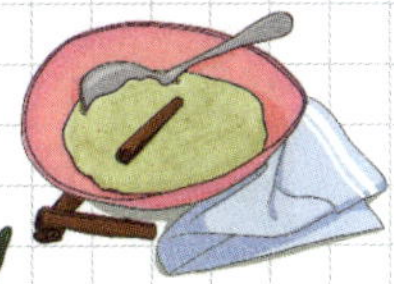

Utilisez des épinards nature surgelés en branches, décongelez-les et faites-les cuire à la poêle avec 1 c. à s. d'huile d'olive.

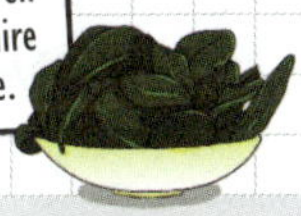

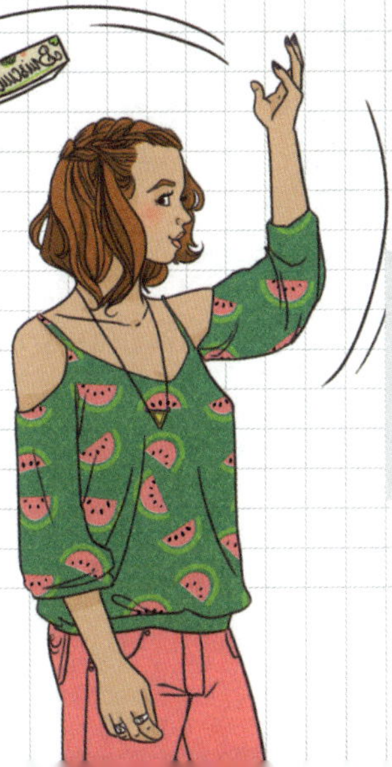

Brouillade d'oeufs aux pointes d'asperges (pour 1 personne) **→ CG = 1**

Coupez la base d'½ botte d'asperges et nettoyez-les. Faites-les cuire pendant 10 min environ dans un grand volume d'eau salée et égouttez-les. Coupez les pointes et réservez. Battez 2 œufs dans un bol, ajoutez 1 c. à s. de crème légère. Salez, poivrez, puis ajoutez 1 c. à s. de ciboulette ciselée. Versez dans un bol et faites cuire les œufs au bain-marie jusqu'à ce qu'ils deviennent crémeux, environ 10 à 15 min. Ajoutez les pointes d'asperges et dégustez.

JOUR 2

Déjeuner → CG = 18,5

- Tomates cerise à la croque
- 100 g de filet mignon de porc grillé
- Poêlée de patates douces (100 g), oignons et courgettes
- Fromage blanc au miel et aux pistaches

Dîner → CG = 14

- Salade de lentilles vertes (100 g), ½ avocat coupé en morceaux, poivron rouge, tomate + vinaigrette légère
- 1 Wasa® fibres tartinée avec 20 g de fromage frais de chèvre et des graines de tournesol
- 1 compote sans sucre ajouté

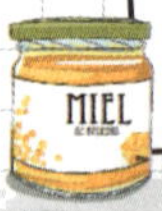

Le filet mignon de porc est une viande peu grasse, surtout si vous enlevez le « gras visible ».

Fromage blanc au miel et aux pistaches (pour 1 personne)

→ CG = 3,5

Concassez grossièrement une dizaine de pistaches non salées. Mélangez 100 g de fromage blanc (au lait de vache ou de brebis) avec 1 c. à c. de miel d'acacia et parsemez de pistaches.

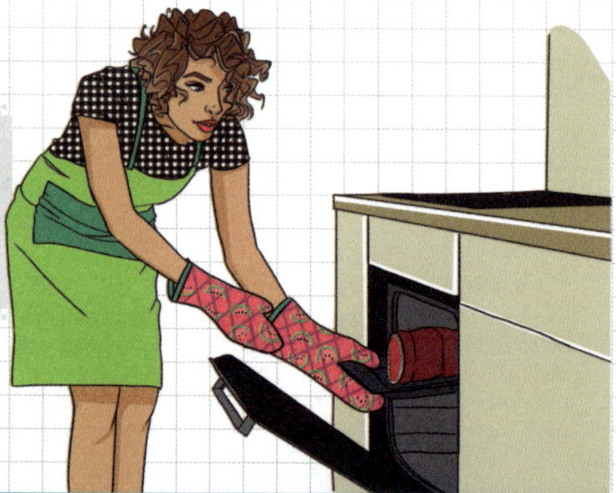

JOUR 3

Déjeuner → CG = 12,5

- Asperges blanches (en bocal) + vinaigrette légère
- Steak haché à 5 % de matière grasse
- 200 g de petits pois (en conserve)
- 1 faisselle nature + 2 c. à s. de coulis de fruits

Dîner → CG = 17

- Soupe de légumes de saison aux vermicelles
- 1 à 2 tranches de jambon blanc
- Salade de mesclun + vinaigrette légère
- Pudding aux graines de chia et aux fraises

Vous pouvez remplacer le coulis de fruits par 1 c. à c. de miel d'acacia.

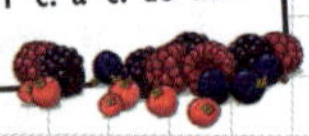

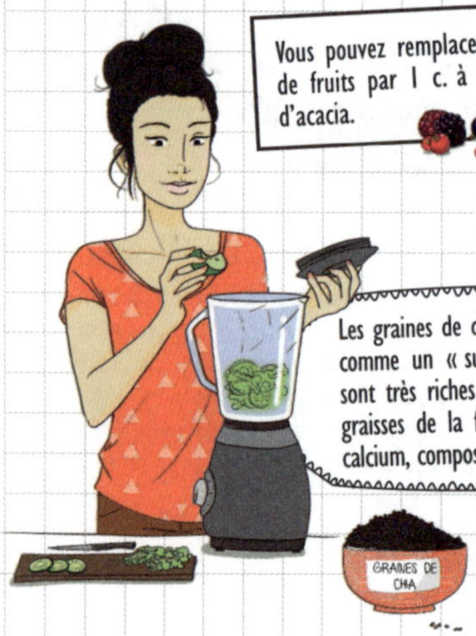

Les graines de chia sont considérées comme un « superaliment » : elles sont très riches en protéines, fibres, graisses de la famille des oméga-3, calcium, composés antioxydants…

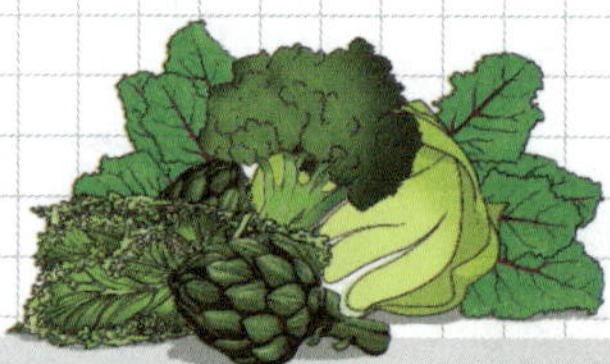

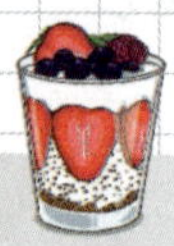

Pudding aux graines de chia et aux fraises (pour 1 personne)

→ CG = 7

Délayez 1 c. à s. de graines de chia dans 10 cl de lait de vache ou végétal. Ajoutez 1 c. à c. de sirop d'agave et entreposez au réfrigérateur pendant au moins 4 h (mélangez au bout d'1 h). Réalisez le coulis en mixant 100 g de fraises avec 1 c. à c. de miel d'acacia. Mettez le coulis dans un ramequin et versez délicatement le lait par-dessus.

JOUR 4

→ CG = 16 Déjeuner

Je vous propose une journée végétarienne : c'est bon pour la santé, la planète et le porte-monnaie !

- Carottes râpées + vinaigrette légère
- 150 g cuit de pâtes de lentilles corail ou de pois chiches + sauce tomate + 1 c. à s. de parmesan râpé
- 1 thé matcha au lait d'avoine (voir recette p. 31) + 10 g de chocolat noir à 70 % de cacao

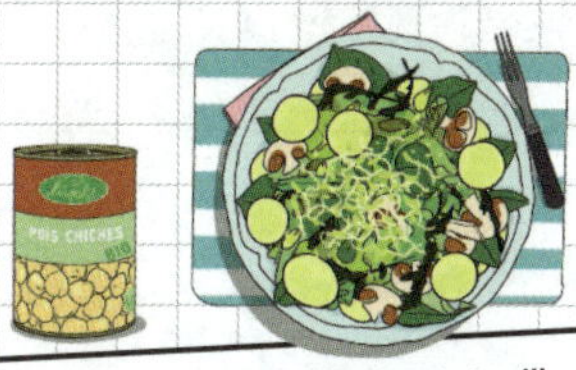

Vous trouverez des pâtes 100 % lentilles corail ou pois chiches en magasin bio. Une portion apporte entre 15 et 20 g de protéines, soit l'équivalent d'une part de viande !

→ CG = 11 Dîner

- Salade de chou rouge à la pomme
- 2 œufs durs
- 1 fromage blanc au lait de brebis
- 2 Wasa® fibres

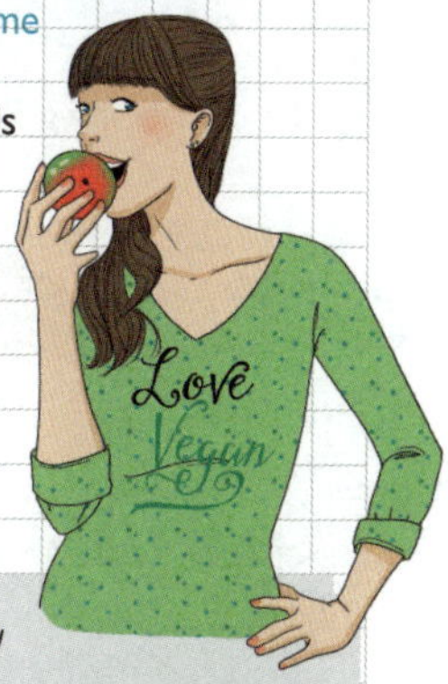

Le chou (vert, rouge, blanc...) est riche en fibres, calcium, potassium... Consommé cru, c'est aussi une très bonne source de vitamine C.

Salade de chou rouge à la pomme (pour 1 personne)

→ CG = 6

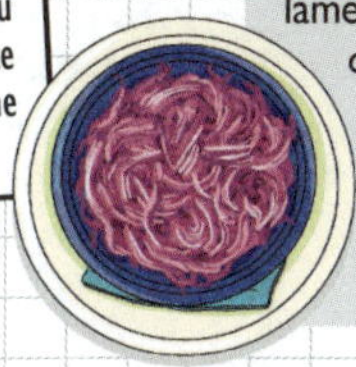

Lavez 100 à 150 g de chou rouge et coupez-le en fines lamelles. Préparez une sauce avec 1 c. à s. de vinaigre de pomme, 1 c. à s. d'huile d'olive ou de noix, ½ c. à c. de moutarde et 1 c. à s. de lait. Assaisonnez le chou rouge et ajoutez 1 c. à c. de graines de sésame. Entreposez 1 h au réfrigérateur. Pelez et émincez ½ pomme. Mélangez et dégustez.

JOUR 5

→ CG = 19,5 Déjeuner

- Poulet rôti
- Riz de chou-fleur
- 30 g de gruyère
- 2 kiwis
- 50 g de pain intégral

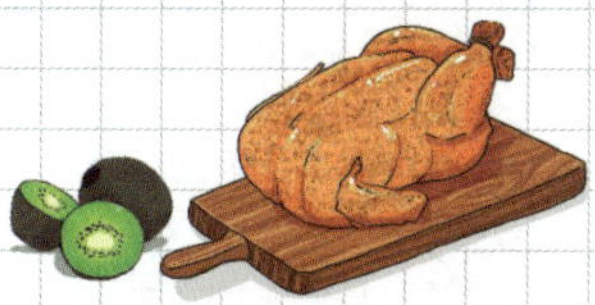

Riz de chou-fleur (pour 1 personne)

→ CG = 2

Pelez et hachez 1 échalote. Détachez environ 200 g de bouquets de chou-fleur, lavez-les et mixez-les jusqu'à la consistance d'une semoule. Dans une sauteuse, faites revenir l'échalote avec 1 c. à s. d'huile de coco (ou d'olive), puis ajoutez le chou-fleur. Salez et saupoudrez de ciboulette. Faites cuire pendant quelques minutes.

Le chou-fleur se consomme aussi bien cru que cuit et se cuisine de mille façons ! Découvrez vite le riz de chou-fleur, c'est léger et original !

→ CG = 12 Dîner

- Steak de soja
- 200 g de purée de céleri surgelée + 1 c. à s. de crème légère
- 2 petits-suisses nature + 2 c. à s. de coulis de fruits
- 2 Wasa® fibres

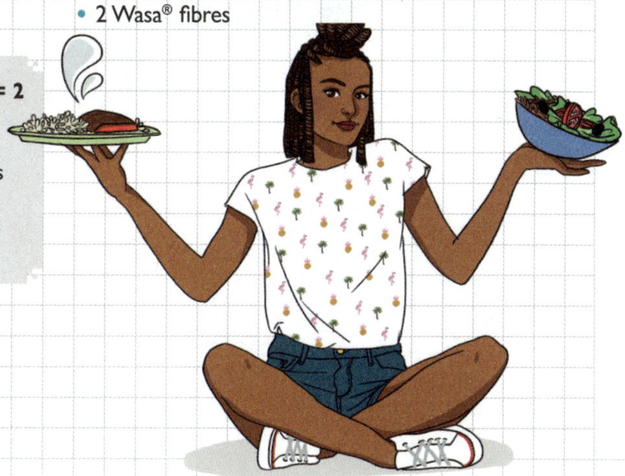

JOUR 6

→ CG = 16,5 Déjeuner

- Salade de jeunes pousses d'épinards
- 1 faisselle nature
- 50 g de pain intégral

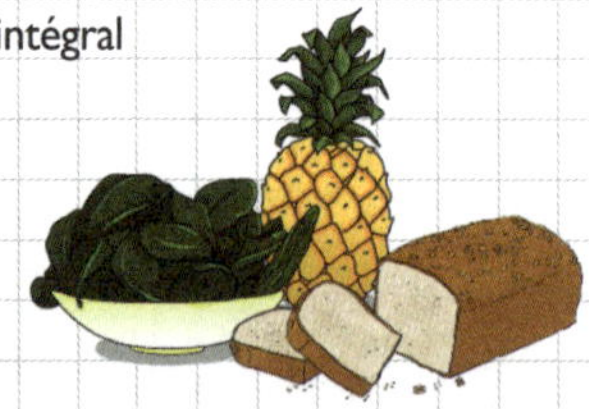

→ CG = 17 Dîner

- Brochette de crevettes grillées
- Tagliatelles de carottes au sésame
- 1 yaourt au soja nature
- ¼ d'ananas
- 2 Wasa® fibres

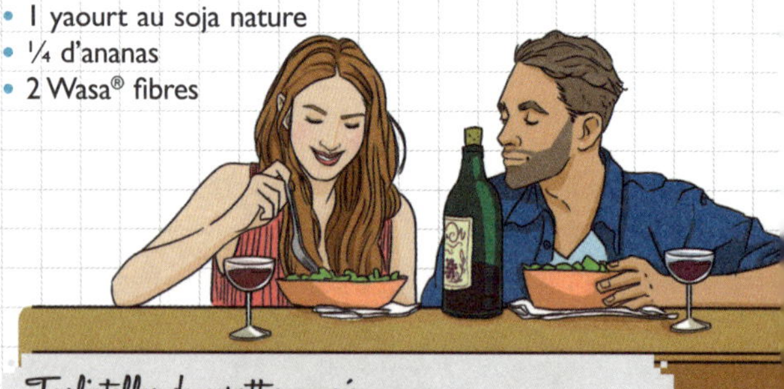

Salade de jeunes pousses d'épinards (pour 1 personne)

→ CG = 4,5

Lavez et essorez 2 grosses poignées de jeunes pousses d'épinards. Épluchez ½ pamplemousse à vif et détachez les quartiers. Mélangez les pousses d'épinards avec ½ avocat coupé en lamelles, quelques tomates cerise, le pamplemousse et 2 tranches de saumon fumé découpées en lanières. Assaisonnez avec 1 c. à s. de jus de citron et 1 c. à s. d'huile d'olive. Ajoutez un peu de fleur de sel et un tour de moulin à poivre.

Tagliatelles de carottes au sésame (pour 1 personne)

→ CG = 3,5

Épluchez et taillez en tagliatelles 2 carottes avec un couteau éplucheur. Dans une sauteuse, faites chauffer 1 c. à s. d'huile d'olive ou de coco, puis ajoutez les tagliatelles de carottes. Faites cuire pendant 15 min environ à feu moyen. Saupoudrez de curcuma, salez et parsemez d'1 c. à c. de graines de sésame.

JOUR 7

→ CG = 15 Brunch

- 1 thé matcha au lait d'avoine ou d'amandes
- 2 œufs au plat + salade de mâche
- Müesli bowl aux fruits rouges et lait de coco

→ CG = 17 Dîner

- Buddha bowl : 100 g de sarrasin en grains, 50 g de pois chiches, 4 noix de Saint-Jacques poêlées, mâche, tomates cerise, graines de courge + vinaigrette légère
- 1 yaourt brassé nature + 100 g de framboises

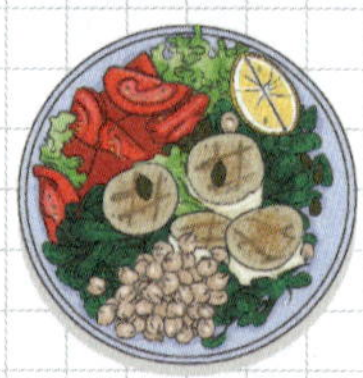

Müesli bowl aux fruits rouges et lait de coco (pour 1 personne)

→ CG = 10

La veille, mixez 50 g de banane surgelée coupée en rondelles et 50 g de fruits rouges surgelés avec 1 yaourt au soja nature, 10 cl de lait de coco et 10 g de sirop d'agave. Ajoutez 10 g de graines de chia, mélangez et entreposez au réfrigérateur toute la nuit. Le matin, décorez votre müesli bowl avec quelques rondelles de banane et quelques fruits rouges (framboises, groseilles, myrtilles…).

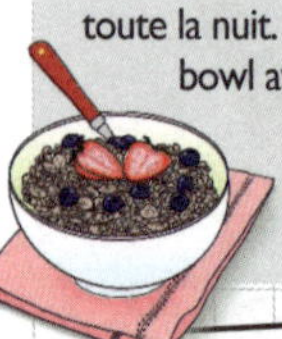

Si vous avez un petit creux dans l'après-midi, prenez un laitage nature et 3 abricots secs (CG = 8).

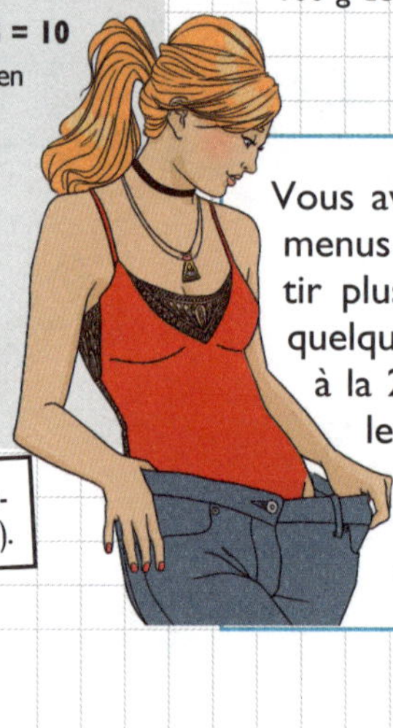

Vous avez terminé ces 3 semaines de menus ? Vous devez déjà vous sentir plus légère ! Si vous avez encore quelques kilos à dégommer, revenez à la 2e semaine en modifiant un peu les fruits et les légumes dans vos menus. Vous pouvez aussi recommencer à suivre une semaine d'attaque (semaine 1).

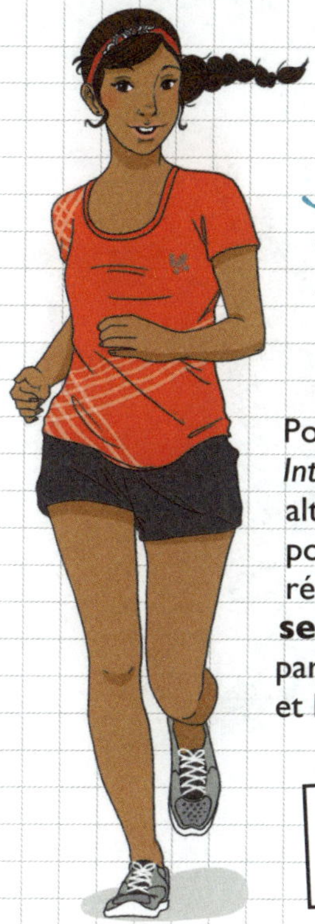

Mon programme fitness et bien-être

Je brûle mes graisses de réserve

Votre métabolisme a été au ralenti pendant un certain temps. Il vous faut donc relancer la machine et pour cela, rien de tel que de l'activité physique ! C'est le seul moyen d'augmenter votre métabolisme de base et d'élever vos dépenses énergétiques efficacement.

Pour puiser dans les graisses de réserve, découvrez le HIIT (*High Intensity Interval Training* en anglais) : un entraînement fractionné alternant des exercices d'intensité modérée et élevée. C'est LE secret pour augmenter votre masse musculaire et brûler vos graisses de réserve. Dégagez au moins **3 créneaux de 20 à 30 minutes par semaine** pour vous y consacrer. C'est in-dis-pen-sa-ble ! Commencez par 20 minutes, puis augmentez progressivement la durée des exercices et l'intensité de vos efforts.

> Entraînez avec vous une amie : à deux, c'est plus facile de trouver la motivation quand celle-ci s'amenuise !

Je note les jours et horaires que je peux réserver à mes séances de HIIT :

- ....
- ....
- ....
- ....
- ....
- ....
- ....

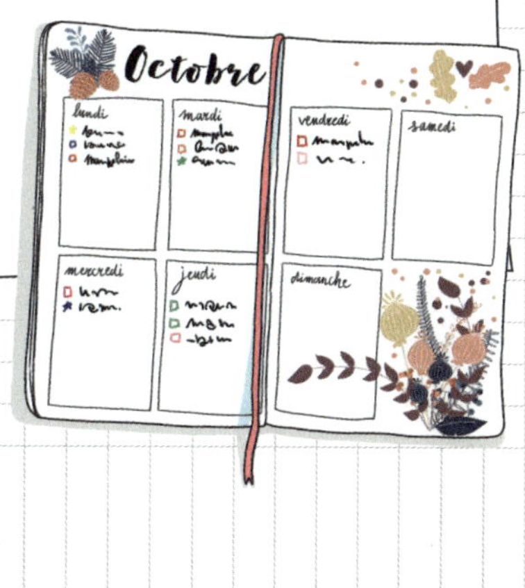

Mon enchaînement HIIT de 20 minutes

Voici un enchaînement assez simple. Les 7 exercices suivants doivent être réalisés de manière tonique !

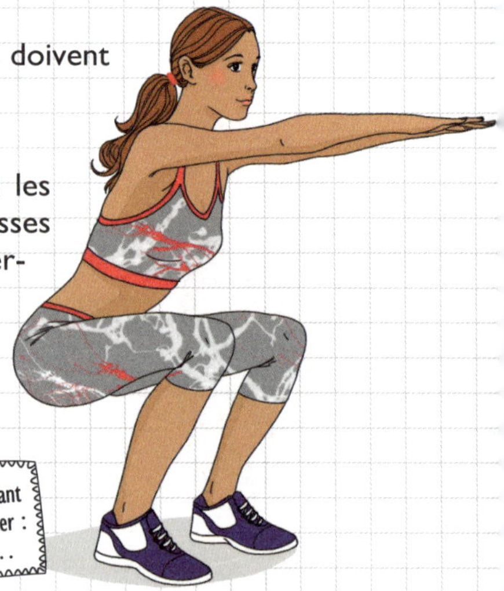

Squats

Debout, les jambes écartées de la largeur du bassin, pliez les genoux en gardant le dos bien droit jusqu'à ce que vos cuisses soient parallèles au sol, puis revenez à la position initiale en serrant le ventre. Gardez l'équilibre à l'aide des bras.
Combien ? 3 séries de 40 répétitions avec 15 secondes de récupération entre chaque série.

- **1 minute de petit trot**
- **2 minutes de corde à sauter**
- **1 minute de marche rapide** (profitez-en pour récupérer votre souffle !)

N'oubliez pas de vous échauffer pendant quelques minutes avant de commencer : petit trot, talons-fesses, pas chassés…

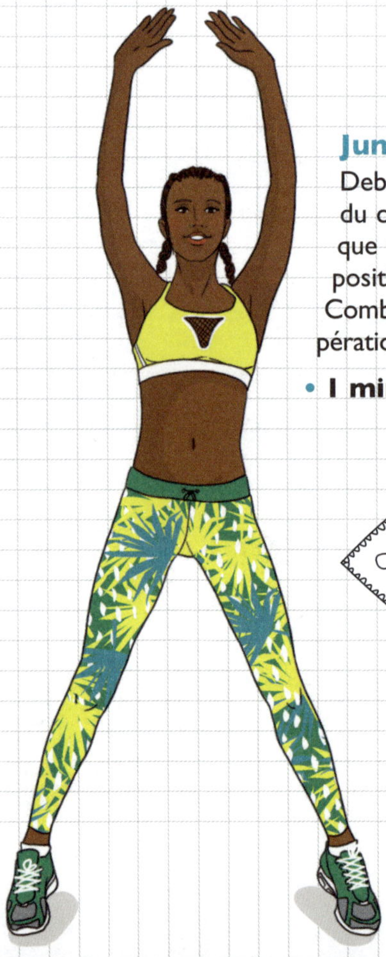

Jumping jack

Debout, le dos bien droit, le ventre rentré et les bras le long du corps, sautez en écartant les jambes et les bras jusqu'à ce que vos mains arrivent à hauteur d'épaules, puis revenez à la position initiale.
Combien ? 3 séries de 50 répétitions avec 15 secondes de récupération entre chaque série.

- **1 minute de petit trop**

Cet enchaînement peut être réalisé à la maison. Vous avez besoin d'une simple paire de baskets… aucune excuse pour y échapper ! Si vous n'avez pas de corde à sauter, faites des petits sauts sur place.

Fentes avant

Debout, pieds joints, les mains sur les hanches, faites un pas en avant avec la jambe droite et descendez votre genou gauche jusqu'à ce qu'il frôle le sol. Gardez le dos bien droit. Revenez lentement à la position initiale.
Combien ? 3 séries de 15 répétitions pour chaque jambe, avec 15 secondes de récupération entre chaque série

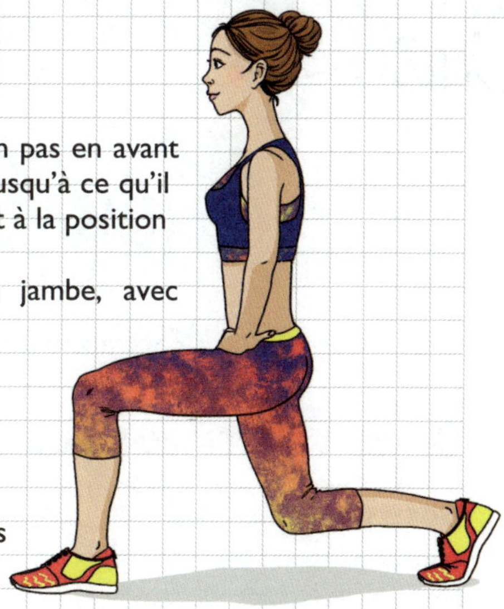

Je gomme ma cellulite !

La cellulite est tenace. Pour la combattre, tous les moyens sont bons ! Voici quelques solutions naturelles…

Mes solutions aroma

Pour estomper l'aspect « peau d'orange » qui envahit vos cuisses, massez les zones atteintes avec la lotion suivante…
Mélangez 30 gouttes d'huile essentielle (HE) d'hélichryse italienne (*Helichrysum italicum*) + 30 gouttes d'HE de lavande aspic (*Lavandula spica* ou *latifolia*) + 30 gouttes d'HE de romarin à verbénone (*Rosmarinus officinalis* CT Verbénone) + 30 gouttes d'HE de cajeput (*Melaleuca leucadendron cajuputi*). Complétez avec de l'huile végétale de rose musquée du Chili (qsp 50 ml).

Vous pouvez aussi tester cette recette à base de marc de café.
Mélangez 4 c. à s. de marc de café bien sec (effet exfoliant du marc et anticellulite de la caféine), 4 c. à c. d'huile d'olive ou de germe de blé et 2 c. à c. de miel. Ajoutez 3 gouttes d'HE de pamplemousse (*Citrus* x *paradisi*), anticellulite. Effectuez un massage avec ce gommage avant de rincer.

Massez-vous en faisant des cercles et en pinçant la peau entre vos doigts (technique du « palper-rouler »). Oui, ça tire un peu… mais vous voulez être belle, n'est-ce pas ?

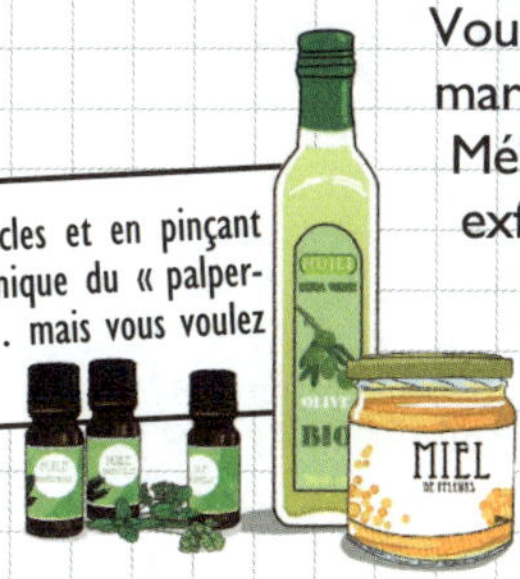

Mes solutions phyto

Pour améliorer l'aspect de la peau, intéressez-vous aux plantes dotées de propriétés drainantes : aubier de tilleul, vigne rouge, pissenlit, radis noir… Ces plantes (consommées en infusions, par exemple) activent la circulation lymphatique et favorisent l'élimination rénale (action diurétique). N'espérez pas des effets miraculeux mais plutôt un bon coup de pouce, en complément des exercices physiques et de votre alimentation low carb.

Chapitre 5

Mon bilan low carb

C'est l'heure du bilan, côté silhouette mais aussi côté bien-être !

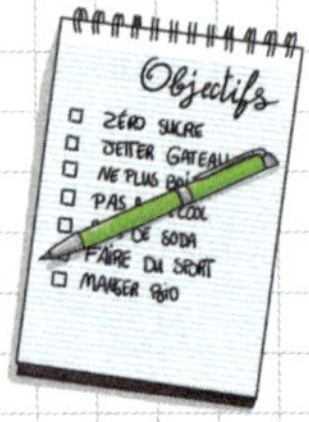

Je fais mon bilan minceur et bien-être

Côté chiffres

Date : ...., soit .... semaines depuis le début de mon programme low carb.
Mon nouveau poids : ....kg
Ma perte de poids depuis le début du programme : .... kg

Mes nouvelles mensurations :

Tour de taille : .... cm, soit .... cm de moins
Tour de hanches : .... cm, soit .... cm de moins
Tour de cuisses : .... cm, soit .... cm de moins

Matérialisez vos kilos perdus en bouteilles d'eau (petites ou grandes), mettez celles-ci dans un sac et portez-les : impressionnant, non ?

Côté mieux-être

Sur une échelle de 0 à 10, positionnez votre état de forme (0 étant la fatigue la plus intense, 10 la forme la plus éclatante) :

1 ❑ 2 ❑ 3 ❑ 4 ❑ 5 ❑ 6 ❑ 7 ❑ 8 ❑ 9 ❑ 10 ❑

Vous diriez plutôt que...

Vous êtes en meilleure forme physique	❑ plutôt d'accord	❑ plutôt pas d'accord
Vous n'avez plus (ou moins) envie de sucre	❑ plutôt d'accord	❑ plutôt pas d'accord
Vous gérez mieux vos fringales	❑ plutôt d'accord	❑ plutôt pas d'accord
Vous vous sentez plus zen	❑ plutôt d'accord	❑ plutôt pas d'accord
Votre peau est plus belle	❑ plutôt d'accord	❑ plutôt pas d'accord
Vous avez un sommeil de bébé	❑ plutôt d'accord	❑ plutôt pas d'accord

Quelles difficultés avez-vous rencontrées aux cours de ce programme ?

❑ Certains aliments « high carb » me manquent trop (pain blanc, desserts sucrés…)
❑ Je mange souvent à l'extérieur et je ne peux pas toujours manger low carb
❑ J'ai du mal à organiser mes repas
❑ Autre : ....

Ces difficultés ne doivent pas vous mettre en position d'échec. Trouvez des solutions pour mieux vous organiser, testez de nouvelles recettes de desserts, goûtez d'autres pains à IG bas…

Je stabilise mon poids

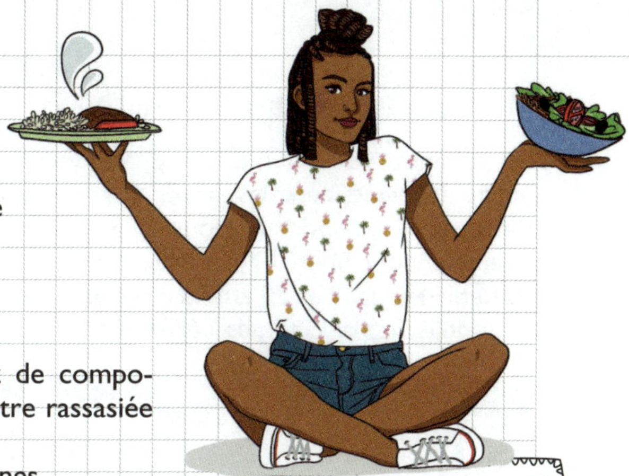

Vous avez rempli vos objectifs ? Bravo ! Mais une fois votre poids de forme atteint, il s'agit de le conserver ! Pour cela, voici quelques conseils.

Je continue de bien structurer mes repas

Pour conserver une jolie silhouette, continuez de composer des repas complets qui vous permettent d'être rassasiée durablement.

Associez dans vos assiettes un peu de protéines animales ou végétales (viande, poisson, œufs, tofu, lentilles, steak veggie…), des légumes crus ou cuits et des céréales. Pour ces dernières, choisissez-les le plus souvent possible à IG bas (< 50) !

Vous pouvez commencer à insérer du pain ou des céréales à IG un peu plus élevé pendant votre période de stabilisation : pain de campagne, pommes de terre, riz de Camargue… en petite quantité et toujours en association avec des aliments à IG bas (légumes verts ou légumineuses).

Je note ma CG pour stabiliser mon poids :

....

Je continue de manger low carb

Continuez à manger low carb en augmentant légèrement votre CG journalière (ce qui va se faire naturellement si vous augmentez les quantités ou que vous insérez des céréales ou du pain à IG plus élevé dans vos menus) :

Si votre CG était de 60, passez à 70, puis à 80 quelques semaines plus tard.

Si votre CG était de 80, passez à 90, puis à 100 quelques semaines plus tard.

Une CG de 100 est le maximum pour bénéficier des avantages santé du low carb !

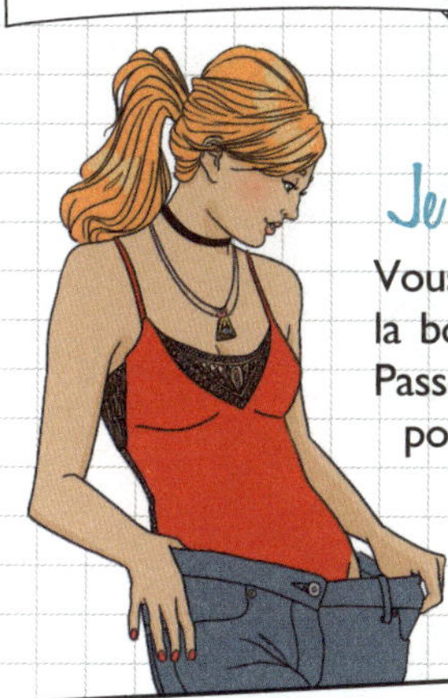

Je m'octroie davantage de cheat meals

Vous pouvez aussi vous autoriser davantage de cheat meals : à vous de trouver la bonne fréquence pour maintenir votre poids tout en vous faisant plaisir. Passez à 2 cheat meals par semaine dans un premier temps, puis à 3 si votre poids reste stable.

Je réagis quand il le faut !

Continuez de vous peser une fois par semaine (c'est la bonne fréquence en période de programme minceur et de stabilisation) et si vous reprenez du poids, n'attendez pas d'être revenue à votre poids de départ pour vous replonger dans le programme low carb : refaites une « semaine d'attaque » si besoin.

Au début de votre stabilisation, choisissez entre ces deux possibilités : augmenter votre CG **OU** faire davantage de cheat meals. Si vous faites les deux en même temps, vous risquez de reprendre du poids.

Mon équilibre minceur low carb

Vous avez fait un écart important ? Compensez dès le lendemain par une bonne séance de work out ! L'activité physique est aussi un bon moyen de réguler son poids sur le long terme.

Déterminez vous-même les quantités de pain et de féculents/céréales à IG bas en fonction de votre CG optimale pour la stabilisation. Par exemple, pour une CG journalière d'environ 80 (soit 20 au petit déjeuner et 30 aux repas principaux, cela représente environ 75 g de pain intégral au petit déjeuner et 200 g de céréales à IG 50 maximum aux repas principaux).

Petit déjeuner

- Thé, café ou infusion (de préférence sans sucre)
- Environ .... g de pain intégral OU environ .... g de flocons de céréales à IG bas (quinoa, orge, sarrasin, avoine, épeautre) sans sucre
- 1 aliment protéiné (laitage, fromage, jambon, œuf…)
- 1 fruit (à conserver éventuellement pour une collation)

Déjeuner

- Légumes à volonté (crudités et/ou légumes cuits)
- 100 à 125 g de viande (ou poisson, œufs, tofu, steak de soja)
- Environ .... g de céréales/ féculents à IG bas OU .... g de pain intégral
- 1 morceau de fromage (30 g) OU 1 laitage nature (de vache, chèvre, brebis, soja)
- 1 fruit ou 1 compote sans sucre ajouté

Dîner

- Légumes à volonté (crudités et/ ou légumes cuits)
- 50 à 100 g de viande (ou poisson, œufs, tofu)
- Environ .... g de céréales/ féculents IG bas OU .... g de pain intégral
- 1 laitage nature (de vache, chèvre, brebis, soja) OU 1 morceau de fromage (30 g)
- 1 fruit ou 1 compote sans sucre ajouté

Suivez aussi votre appétit pour déterminer les quantités de pain et féculents dont vous avez besoin au quotidien : identifiez bien la sensation de satiété et arrêtez de manger quand vous n'avez plus faim.

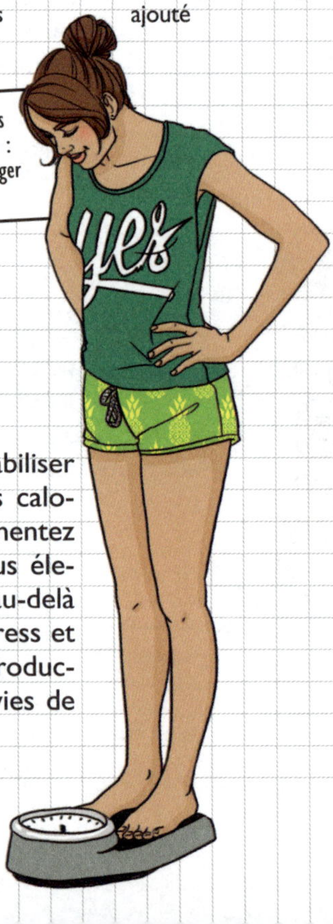

Je reste active au quotidien

L'activité physique régulière est LE secret pour stabiliser plus facilement son poids : en plus de dépenser des calories, vous développez votre masse musculaire et augmentez votre métabolisme de base (dépense énergétique plus élevée, même au repos !). Mais les bénéfices vont bien au-delà de l'effet sur la silhouette : réduction du niveau de stress et augmentation de la sensation de bien-être grâce à la production d'endorphines, sommeil amélioré, baisse des envies de sucre… il n'y a que des avantages à faire du sport !

Mon programme fitness

N'oubliez pas que le low carb est aussi parfaitement indiqué dans le cadre d'une pratique sportive, notamment pour les activités d'endurance : les performances sont améliorées car l'organisme apprend à utiliser efficacement les graisses comme carburant. Les risques d'hypoglycémie pendant la pratique sportive sont ainsi minimes !

Se dépenser sans y penser

Activité physique n'est pas forcément synonyme de sport ! Si vous êtes active au quotidien, votre dépense énergétique peut rapidement atteindre celle d'une bonne séance de work out !

Quelle activité aimeriez-vous pratiquer ?

- ❑ Running, trail
- ❑ Fitness en club
- ❑ Sport de combat, fitpunch : ....
- ❑ Pilates
- ❑ Vélo
- ❑ Roller
- ❑ Danse : ....
- ❑ Pole dance
- ❑ Natation
- ❑ Sport nautique : ....
- ❑ Tennis / squash
- ❑ Yoga
- ❑ Autre :
  ....
  ....
  ....

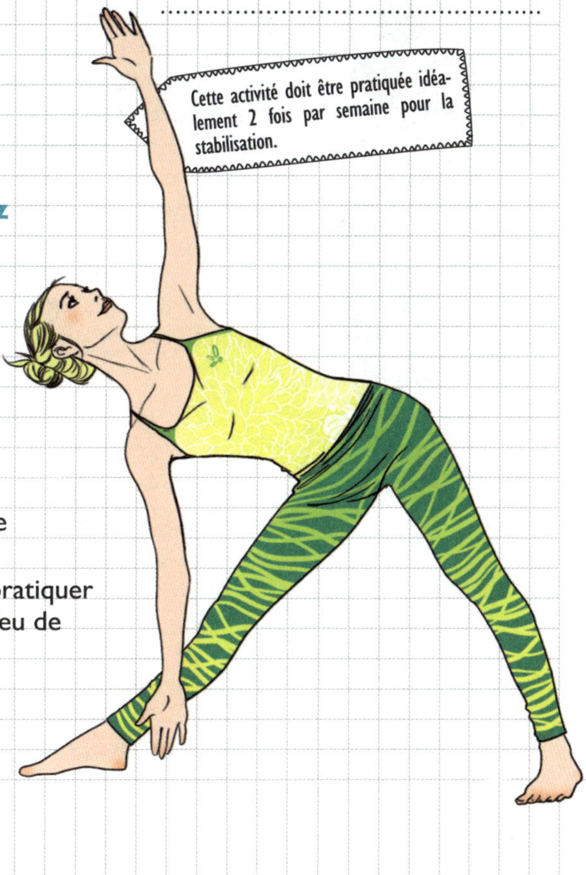
Cette activité doit être pratiquée idéalement 2 fois par semaine pour la stabilisation.

Cochez les astuces que vous pouvez adopter pour bouger plus au quotidien :

- ❑ Prendre les escaliers plutôt que l'ascenseur ou les escalators
- ❑ Marcher davantage au quotidien (descendre du bus une station plus tôt et faire le reste du trajet à pied…)
- ❑ Prendre mon vélo pour les petits trajets
- ❑ Passer moins de temps sur la tablette ou le Smartphone
- ❑ Profiter des week-ends ensoleillés pour pratiquer une activité de loisir en plein air : roller, jeu de raquettes ou de ballon avec des amis…

Pour booster votre motivation, pensez au podomètre. L'objectif : faire au moins 10 000 pas par jour !

Conclusion

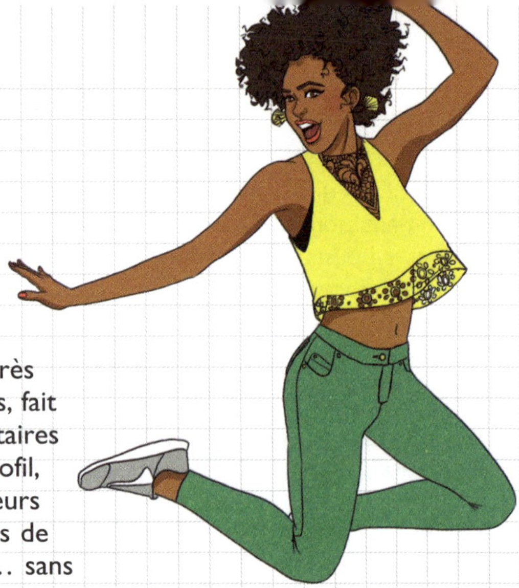

Vous venez de terminer votre programme minceur low carb et vous vous êtes certainement délestée de quelques kilos, soyez fière de vous ! Ne vous arrêtez pas en si bon chemin : le low carb n'est pas un « régime » mais davantage une façon très saine de s'alimenter, presque une philosophie ! Après avoir découvert de nouveaux ingrédients et saveurs, fait le tri dans vos placards, corrigé vos erreurs alimentaires et suivi les menus qui correspondent à votre profil, vous devez sentir de profonds changements intérieurs et extérieurs : moins de stress au quotidien, moins de « coups de mou », une peau plus lisse, plus belle… sans oublier votre silhouette qui s'est modifiée !

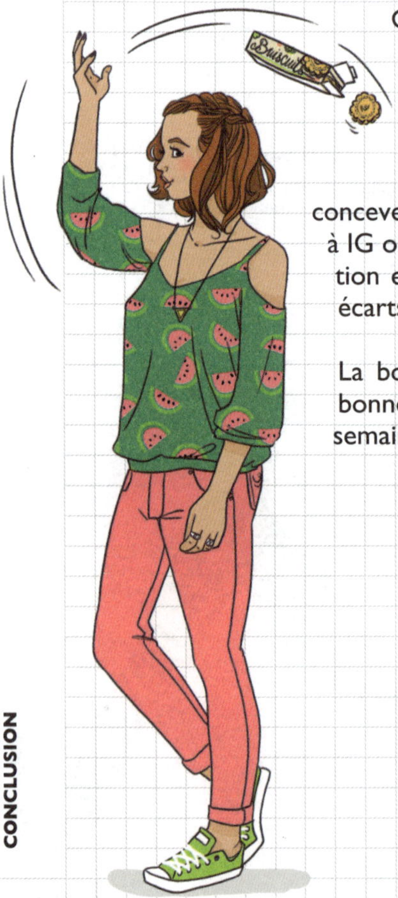

Continuez de bien trier vos glucides et de manger équilibré : c'est votre sésame pour garder votre poids de forme sur le long terme et préserver votre capital santé ! Variez vos repas, bougez le plus souvent possible et faites-vous plaisir, c'est la source de l'équilibre et du bien-être ! Et ne pensez pas « régime », puisque ce n'en est pas un au sens où vous le concevez ! L'objectif n'est pas de s'interdire définitivement les aliments à IG ou CG très élevés, mais d'apprendre à maîtriser leur consommation et à équilibrer vos repas en compensant systématiquement les écarts pour réduire leur impact sur votre silhouette.

La bonne nouvelle, c'est que si vous maintenez définitivement les bonnes habitudes que vous avez adoptées lors de ces dernières semaines, vous n'aurez plus jamais besoin de suivre de régime… Bye bye, kilos en trop ! Terminées les privations et l'angoisse de la balance !

À vous la jolie silhouette qui vous va bien !

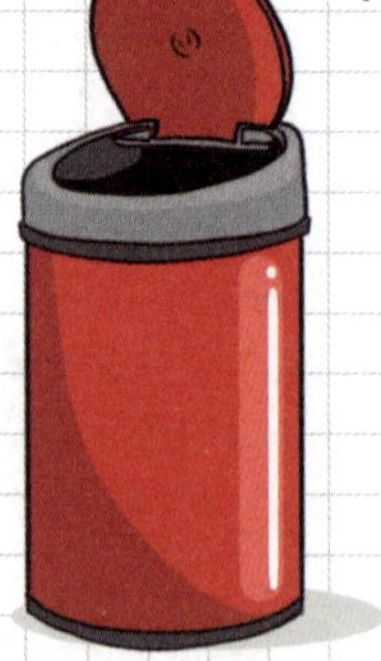

Carnet d'adresses

Pour trouver des produits à IG bas compatibles avec votre programme minceur low carb, dirigez-vous vers les magasins bio (Biocoop, Bio & Co, La vie claire, Naturalia…). Les grandes surfaces ont aussi un rayon bio de plus en plus étoffé : vous y trouverez des flocons d'avoine, des graines de chia, du sirop d'agave… de quoi bien démarrer votre programme low carb !

Si vous n'avez pas de magasin bio à proximité de chez vous, vous pouvez aussi acheter sur Internet et vous faire livrer chez vous ou en point relais (c'est intéressant pour certains produits parfois assez difficiles à trouver tels que la farine d'orge). Voici quelques sites sélectionnés spécialement pour vous :

http://www.greenweez.com

http://www.inakis.fr/alimentation-bio.html

http://www.bienmanger.com

http://leportailbio.onaturel.fr

Bibliographie

- Marie-Laure André, *Mon cahier Brûle-graisse*, Solar, 2015.
- Marie-Laure André, *Mon cahier Stop au sucre*, Solar, 2016.
- Marie-Laure André, *L'Index glycémique, le guide minceur et santé*, Jouvence, 2017 (2e éd.).
- Françoise Couic-Marinier, *Mon cahier Huiles essentielles*, Solar, 2017.
- Marie-Laure André et Ella Hagege, *IG bas*, Hachette cuisine, 2017.

Le portail officiel de la méthode Montignac : www.montignac.com/fr
Méthode fondée sur les index glycémiques bas, vous y trouverez les IG par aliment. Vous pouvez aussi commander des produits à IG bas dans la boutique.

Blogs spécialisés dans la cuisine IG bas

www.saines-gourmandises.fr
www.abcvosig.blogspot.com
www.megalowfood.com

Et enfin, le site et le blog personnel de l'auteure

www.IGBAS.com (coaching minceur avec les IG bas)
www.passionnutrition.com (recettes saines et gourmandes à index glycémique bas)
Retrouvez aussi @passionnutrition sur Instagram et sur Facebook (@blog.passionnutrition).

Remerciements

Je remercie chaleureusement toute l'équipe des éditions Solar avec qui j'ai grand plaisir à travailler, et particulièrement : Juliette Collonge, Gwladys Greusard et Suyapa Hammje. Je remercie aussi toutes les personnes qui me suivent sur les réseaux sociaux et sur mon blog et qui m'encouragent à continuer dans cette fabuleuse voie des IG bas et du low carb sain et gourmand !

Index des recettes

Petit déjeuner et brunchs

Soupes

Sauces et vinaigrettes

Entrées et salades

Plats chauds

Desserts et encas

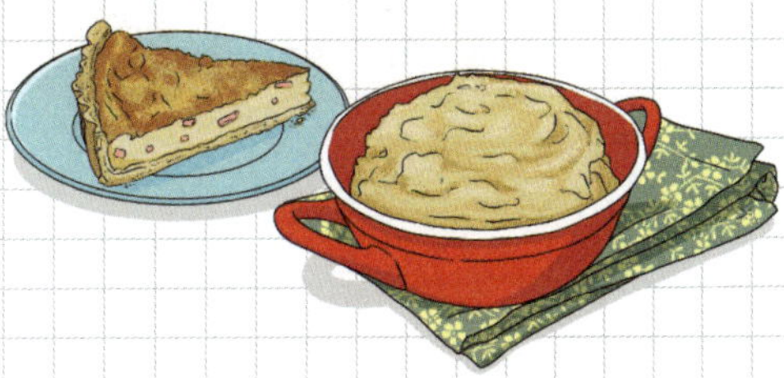

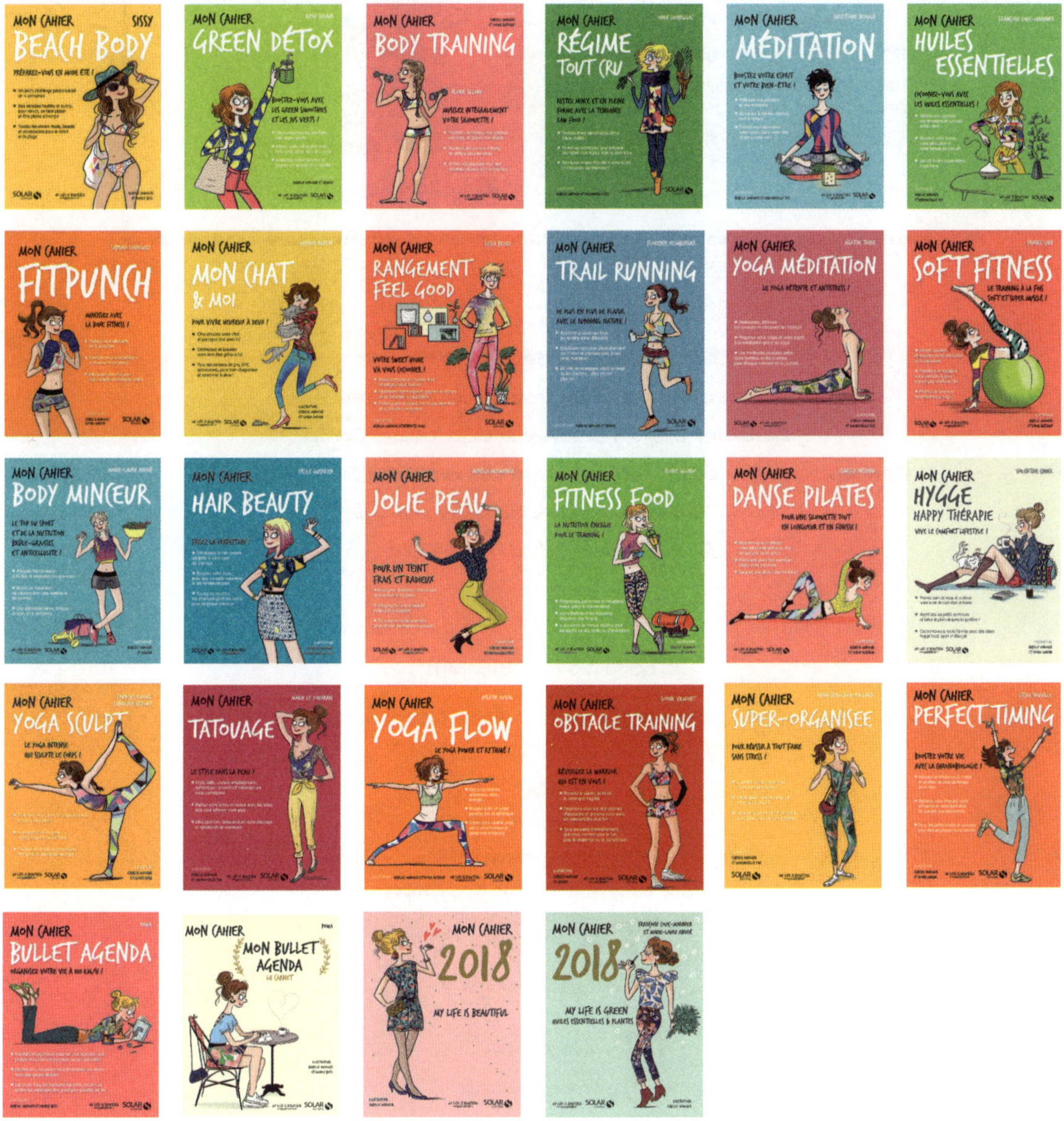

MON CAHIER BEACH BODY
MON CAHIER GREEN DÉTOX
MON CAHIER BODY TRAINING
MON CAHIER RÉGIME TOUT CRU
MON CAHIER MÉDITATION
MON CAHIER HUILES ESSENTIELLES
MON CAHIER FITPUNCH
MON CAHIER MON CHAT & MOI
MON CAHIER RANGEMENT FEEL GOOD
MON CAHIER TRAIL RUNNING
MON CAHIER YOGA MÉDITATION
MON CAHIER SOFT FITNESS
MON CAHIER BODY MINCEUR
MON CAHIER HAIR BEAUTY
MON CAHIER JOLIE PEAU
MON CAHIER FITNESS FOOD
MON CAHIER DANSE PILATES
MON CAHIER HYGGE HAPPY THÉRAPIE
MON CAHIER YOGA SCULPT
MON CAHIER TATOUAGE
MON CAHIER YOGA FLOW
MON CAHIER OBSTACLE TRAINING
MON CAHIER SUPER-ORGANISÉE
MON CAHIER PERFECT TIMING
MON CAHIER BULLET AGENDA
MON CAHIER MON BULLET AGENDA LE CARNET
MON CAHIER 2018 MY LIFE IS BEAUTIFUL
MON CAHIER 2018 MY LIFE IS GREEN HUILES ESSENTIELLES & PLANTES

LES BEAUTIFUL GIRLS,
C'EST TOUTE UNE COMMUNAUTÉ !
Retrouvez plein de bonus, de conseils feel good, des recettes, des trainings, et des actus tendance MADE BY MON CAHIER !

Un lieu rien que pour vous :

http://mylifeisbeautiful.fr/

Une communauté de filles stylées :
VOUS DÉCHIREZ

mylifeisbeautiful.fr mylifeisbeautiful.fr

Direction : Jean-Louis-Hocq

Direction éditoriale : Suyapa Hammje

Direction de collection : Juliette Collonge

Édition : Gwladys Greusard et Lama Younès Corm

Conception et mise en couleur de la couverture : Stéphanie Brepson

Mise en pages : Nord Compo

Fabrication : Céline Premel-Cabic

ISBN : 978-2-263-15417-1
Code éditeur : S15417
Dépôt légal : janvier 2018
Imprimé en France par ime by estimprim

HarmonieSolar
harmonie_solar

mylifeisbeautiful.fr
mylifeisbeautiful.fr

http://www.mylifeisbeautiful.fr/

Solar | un département **place des éditeurs**

place des éditeurs